HAARE

Natürlich sanft pflegen

von

Carol S. Cook & Friedrich C. Braun

Jllustration: Peter Gaymann

CIP- Kurztitelaufnahme der Deutschen Bibliothek

Cook, Carol S.:
Haare: natürlich sanft pflegen / von Carol S. Cook
& Friedrich C. Braun. - Badenweiler: Oase Verlag, 1983.
ISBN 3-88922-103-3
NE: Braun, Friedrich C.:

© Oase Verlag Badenweiler 1983   (Tel.: 07632 - 7460)
   Ernst Scheffelt Straße 22/1
   7847 Badenweiler 3

Illustration: Peter Gaymann

Satz in Moonlight - Shadow
Druck: Weber - Druck Freiburg

Alle Rechte vorbehalten.
1. Auflage Dezember 1983

Die Kräuterdarstellungen stammen aus dem Kräuterbuch des Jacobus Theodorus
Tabernæmontanus.   Basel 1731.

Alle Rezepte in diesem Buch sind nach bestem Wissen zusammengestellt. Für evtl.
Schäden gleich welcher Art, die bei der Herstellung bzw. Verwendung entstehen, können
wir selbstverständlich keine Haftung übernehmen.
Für neue Anregungen, Rezepte und Tips sind wir dankbar!

Das Haare-Buch ist erhältlich im guten Buchhandel oder direkt beim
Verlag (Verrechnungsscheck über DM 20.- an obige Adresse, danach
umgehend portofreie Zusendung!)

Haare zeigen, wie man sich fühlt.
Eine Kurpackung allein verändert sie so wenig
wie uns selbst.

Haare nehmen vieles krumm,
an das wir gar nicht denken.

Es sind einfache Dinge, mit denen man
die Haare gesund und schön erhalten kann.

Inhalt

HAARIGE GESCHICHTEN

Wie Haare aufgebaut sind

Wir sehen nur einen Teil des Haares, den **Haarschaft** – das ist der Teil des Haares, der über die Hautoberfläche hinausragt.
Unter der Haut gehts erst richtig los: die **Haarwurzel** ist schräg in die Haut eingesenkt. Hier findet die Ernährung des Haares statt. Alle Stoffe, die zum Aufbau der Hornsubstanz des Haares notwendig sind (z.B. Kalk, Jod, Eisen, Schwefel, Vitamin B ...) werden dem Haar durch eine gute ausgewogene Ernährung zugeführt. Nicht von außen durch Vitaminpackungen, Nährmittel oder ähnliches.
Die Haarwurzel steckt wiederum im **Haarbalg** oder **Follikel** genannt. Hier bilden sich immer wieder neue Keimzellen, aus denen sich Haarpapillen und später Neuhaar entwickelt.

In den oberen Teil des Haarbalges münden die **Talgdrüsen** (oder Haarbalgdrüsen).
Sie haben die Aufgabe, Haut und Haar geschmeidig zu halten, das Eindringen von Feuchtigkeit zu verhindern und die Verhornung des Haares zu unterstützen.

Die Funktion der **Haarmuskeln** (oder Aufrichter) kann man bei Hund und Katz besser erkennen als beim Mensch.
Die Gänsehaut ist z.B. das Werk der Haarmuskeln.
Beim Zusammenziehen des Haarmuskels wird gleichzeitig die Talgdrüse entleert, was als Kälteschutz wirkt.

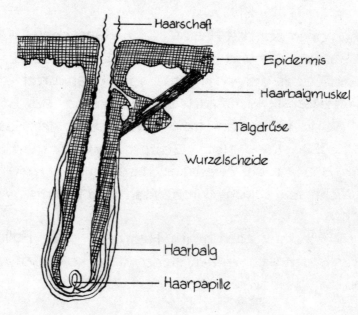

- Haarschaft
- Epidermis
- Haarbalgmuskel
- Talgdrüse
- Wurzelscheide
- Haarbalg
- Haarpapille

Das komplizierte Gebilde Haar besteht aus vielen verschiedenen Schichten:

z.B. der **Cuticula**, der Haaroberfläche.
Das ist eine Schuppenschicht aus
6 bis 10 Schichten dachziegelartig
übereinandergelegten Hornplättchen.
Hier spielen sich die Haarbehand-
lungen hauptsächlich ab.
Sie dient als Schutzschicht.
Kosmetische Eingriffe wie Tönen,
Färben, Bleichen führen oft zu Ab-
brüchen des Cuticulazellrandes.

Und dann ist noch die **Rindenschicht** von Bedeutung:
Sie besteht aus vielen Faserbündeln,
die durch eine Kittsubstanz mit-
einander verbunden sind.
Die Rindenschicht bildet den
Hauptbestandteil des Haares.
Hier befinden sich die natürlichen Farbstoffe (Pigmente).

—— Faserbündel

—— Cuticula

9

Beim Färben und Bleichen werden hier die künstlichen Pigmente eingelagert bzw. werden die natürlichen Pigmente zerstört.

Die Pigmentversorgung der Rindenschicht geht von der Haarwurzel aus. Läßt die Pigmentversorgung nach, werden die Haare grau. Ursache dafür ist falsche Ernährung, Krankheit oder das Alter. Ganz weißes Haar dagegen hat die Fähigkeit verloren, Farbpigmente zu bilden — das ist keine Frage des Alters oder der Ernährung.

Gesundes Haar glänzt, weil seine Struktur glatt und geschlossen ist.

Geschlossen bedeutet: Die vielen winzigen Hornschüppchen - die äußerste Schicht des einzelnen Haares - stehen nicht vom Haarschaft ab, sondern liegen fest an und bilden dadurch eine glatte Schutzfläche, die das Licht reflektiert.

Haarfarbe, Haarstärke, maximale Länge, Locken oder glattes Haar sind Eigenschaften, die genetisch bedingt sind. Diese Eigenschaften sind also erblich und von außen her wenig zu beeinflussen.

Die chemische Zusammensetzung des Haares besteht zu
75 bis 90 % aus <u>Keratin</u> (schwefelhaltige EW-Verbindungen,
wie sie auch in anderen Horngebilden wie Nägel, Wolle, Federn,
Hufe etc. vorkommen), 6 bis 18% <u>Wasser</u> und 5 bis 8 % <u>Fett</u>.

Die Eiweißketten des Haarmoleküls werden in Längsrichtung
durch Peptid- und Wasserstoffbrücken verbunden.
Doppelte Schwefelbrücken bilden die Querverbindungen.
Bei Dauerwellen werden diese Disulfid-Brücken getrennt, wodurch
es möglich ist, das Haar beliebig zu verformen, da es dann
nicht mehr in seine ursprüngliche Form zurückkehren kann.

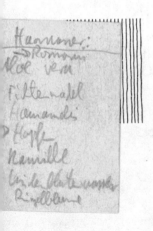

Rothaarige besitzen ca. 80 000 Kopfhaare.
Schwarzhaarige besitzen ca. 100 000 Kopfhaare.
Blonde haben am meisten Haare, ca. 120 000 –
dafür sind blonde Haare viel feiner als dunkle
oder rote.

Wie Haare wachsen

Das Kopfhaar wächst etwa 2 bis 6 Jahre.
Jm Monat wächst es ung. 1 bis 1,2 cm.
Das Haar erneuert sich normalerweise 10 bis 12mal im Lebens-
ablauf.
Unser Körper produziert fürs Kopfhaar im Jahr eine Haarlänge
von 100 000 mal 12 bis 15 cm = 12 bis 15 km!

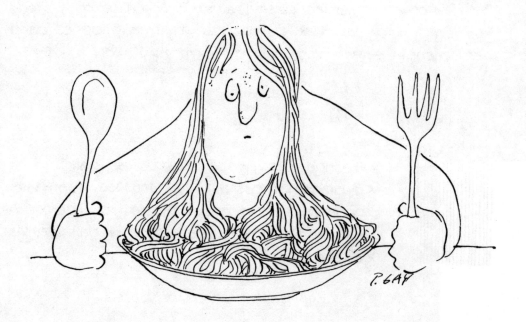

P. GAY

Der Haarwechsel beginnt damit, daß die bis dahin zellprodu-
zierenden Papillen die Produktion einstellen (Ruhephase).
Die Haarwurzel im Haarbalg wird zusammengedrückt und
bekommt eine kolbenartige Verdickung.
Das Kolbenhaar löst sich von der Papille, rückt nach oben
und bleibt in der Nähe der Einmündungsstelle der Talgdrüse stecken. Hier kann es monatelang haften bleiben, ohne
spontan auszufallen.

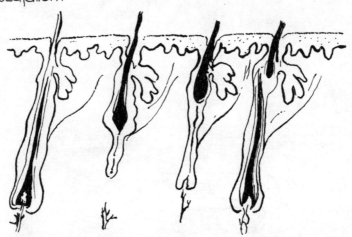

Während sich dieser Absterbeprozeß vollzieht, bildet sich etwas
tiefer im selben Haarbalg eine neue Keimzelle, aus der
sich eine neue Haarpapille und etwas später Neuhaar
entwickelt.
Es kommt oft vor, daß das Kolbenhaar vom Neuhaar aus
der Follikel herausgestoßen wird.

Der Ausfall von 40 bis 60 Haaren am Tag ist normal.

Das Haar wächst an den verschiedenen Körperstellen verschieden schnell – und vormittags und abends wächst es schneller als in der übrigen Zeit!

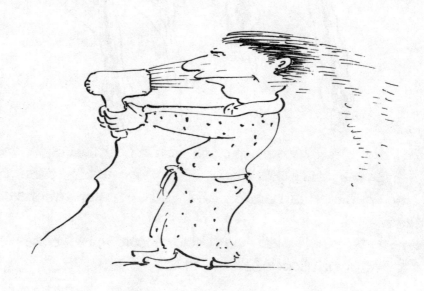

Haarprobleme

Das Haar sieht aus wie man sich fühlt!

Fühlt man sich müde, lustlos, ohne Schwung oder ist gar krank – hat auch das Haar keinen Glanz. Es wird leicht strähnig, fettig und läßt sich schlecht frisieren.

Auch die Ernährung hat Einfluß auf das Aussehen des Haares. Aufgrund neuerer Studien nimmt man an, daß z.B. ein Mangel an Vitamin A und C Haarausfall begünstigt und ein Mangel an Vitamin B_6 und D zum vorzeitigen Ergrauen führen kann.

Vitamin B_6	ist u.a.	in Vollkornprodukten
Vitamin D	....	in Milch, Butter, Eier
Vitamin A	....	in Käse, Eier, Möhren, Spinat, Grünkohl, Feldsalat, Aprikosen
Vitamin C	....	in frischem Obst, Gemüse, Kartoffeln, Salaten

I.a. kann man sagen, daß man eine unausgewogene Ernährung im Laufe der Zeit am Haar ablesen kann!

Die häufigsten Haarprobleme sind

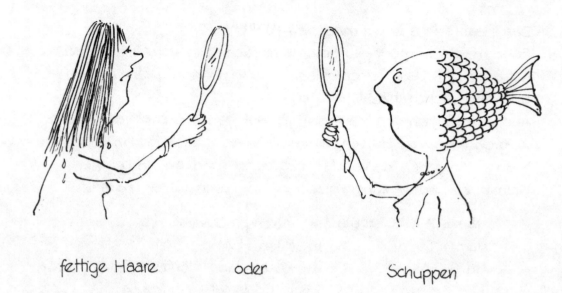

fettige Haare   oder   Schuppen

Beide Probleme sind auf komplizierte Vorgänge der Ernährung und
Neubildung der Haut zurückzuführen.
Bei Schuppen nimmt man an, daß sie durch jene Faktoren verursacht
werden, die die Zellerneuerung so schnell erfolgen lassen, daß
letztlich eine hinreichende und zusammenhängende Verhornung
nicht möglich ist.
Übermäßig produzierende Talgdrüsen überfetten die Haare und
machen den Haarboden fettig und schmierig.

Neben schwerwiegenden Dingen wie Hormonstörungen, Krankheiten oder einseitiger Ernährung kann auch einfach falsche Haarpflege schuld sein, daß man Schuppen oder fettige Haare bekommt:

- ein aggressives Shampoo, das Haare und Haarboden zu stark entfettet, kann Hautzellen zum Absterben bringen und dadurch die Talgdrüsen reizen, was zu fettigem Haar oder Schuppen führen kann.

- Schuppen können auch die Folge der Unverträglichkeit von Isopropylalkohol sein, der oft in Haarwässer enthalten ist.

Es gibt kein Patentrezept gegen Schuppen oder fettige Haare, da dies zum einen so viele verschiedene Ursachen haben kann – und zum anderen in diesem Bereich vieles ungeklärt ist.

Schuppen oder fettige Haare werden zwar nicht als Krankheit angesehen, aber wenn sich die Kopfhaut entzündet oder die Schuppen überhandnehmen oder die Haare ölig herunterhängen, wird es Zeit, daß man zum Hautarzt geht.
Es kann sich um irgendwelche Allergien, um Schuppenflechte oder Sebhorröe handeln.

Sebhorröe ist eine der häufigsten Haarkrankheiten. Sie macht sich durch erhöhte Fettabsonderung der Talgdrüsen bemerkbar. Das Haar wird überfettet, die Kopfhaut wird schmierig oder schuppig (es gibt fettige und trockene Schuppen).

I.G. zu normalen Schuppen sind sie bei Sebhorröe entzündlich. Es kommt zu einer Bakterienvermehrung – ob die Mikroorganismen nun Ursache oder Folge der Störung der Hautfunktion sind, ist bisher nicht eindeutig geklärt.

Vom Hautarzt werden bei Sebhorröe i.a. Shampoos mit <u>Schwefel</u> und Schwefelverbindungen als Antischuppenwirkstoffe vorgeschlagen. Sie bewirken das Weich- und Geschmeidigbleiben der oberen Zellagen der Hornschicht. Schwefel reizt die Epidermiszellen und regt sie zur Neubildung an. Dadurch wird die Selbstreinigung des Haares und der Kopfhaut beschleunigt. Außerdem wirkt Schwefel antiparasitär gegen Pilze und Flechten.

 Schwefelshampoos können aber auch hautreizend und austrocknend wirken, deshalb sollte man sie nur unter ärztlicher Kontrolle anwenden.

Teerpräparate (wie Ichthyol oder schwefelhaltiger Ölschiefer) werden wegen ihrer antibakteriellen und entzündungshemmenden Eigenschaften gelegentlich noch in Antischuppenmitteln eingesetzt, da sie aber einen starken Eigengeruch haben, werden sie immer weniger angewendet.

Teerpräparate können hautreizend wirken. Zu Nierenreizungen neigende Personen dürfen keine Teerpräparate verwenden.

Deshalb gilt auch hier: Vorher den Hausarzt fragen!

Die Wirksamkeit von Kräuterextrakten bei entzündlichen Schuppen ist umstritten. Bei normalen Schuppen und auch bei Schuppenflechte hilft oft ein konzentrierter Schafgarbesud oder eine Meerrettichspülung (siehe S. 68). Gegen fettiges Haar hilft oft auch ein Schafgarbesud, oder ein Sud aus Brennesseln oder Schachtelhalmen – oder alles zusammen (siehe S. 67).

Keine Panik, wenn Ihnen plötzlich ein paar Haare mehr ausgehen als gewöhnlich! Vielleicht haben Sie vor 2 bis 3 Monaten eine Krankheit durchgemacht?

Nur wenn über längere Zeit mehr als 120 Haare am Tag ausfallen, sollte man den Arzt aufsuchen.

Mittel gegen Haarausfall, die bei bereits ausgefallenem Haar den Haarwuchs wieder fördern oder stimulieren, gibt es nicht! Daher sind alle Versprechungen in der Werbung, die sich auf den Haarwuchs beziehen (dichter, besser und schneller wachsendes Haar), unwahr!

Kaputte Haare – strohige, glanzlose, traurige Gebilde mit gespaltenen Enden können durch Hormonstörungen hervorgerufen werden oder als Begleiterscheinung von Krankheiten auftreten.

Meist liegt die Ursache aber in der schlechten Behandlung und Pflege der Haare:

- wüstes <u>Kämmen</u> und <u>Bürsten</u>
  <u>Haare nicht auskämmen, solange sie naß sind!</u>
  Beim Auskämmen einen weitzinkigen Kamm nehmen.

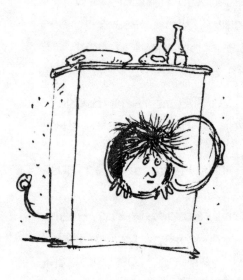

- durch unsachgemäße Anwendung oder zu häufige Anwendung von <u>Färbe-</u> und <u>Bleichmittel</u> oder durch schlechte <u>Dauerwellen-</u>behandlung kann es zu einer dauerhaften Schädigung des Haares kommen:
die Haare quellen auf und werden porös. Das merkt man daran, daß sie schlecht kämmbar sind, stumpf werden, abbrechen und an den Spitzen ausfransen.

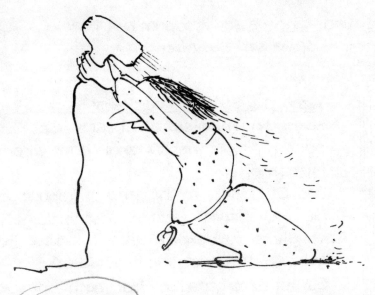

- durch heiße Haarfóne, Lockenstábe oder wenn das Haar ständig auf die Schultern stößt, wird der Schuppenpanzer der Haare zerstört. Ein aggressives Shampoo kann danach leicht die Kittsubstanz lösen.
Wenn Cuticula und Kittsubstanz zerstört werden, kommt es zu S p l i ß : das Haar wird fasrig und reißt immer weiter ein.

- wer seine Haare mit Gummiringen zusammenbindet, hat bald Splißzópfchen! (Wenn man nichts besseres findet, dann einfach den Gummi umhákeln!)

- <u>Salz-</u> und <u>Chlorwasser</u> trocknen das Haar aus, deshalb gut mit <u>Süßwasser ausspülen!</u>

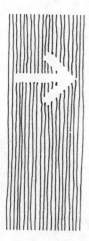

<u>Wenn die Spitzen ausgefranst sind ....</u>
schneidet man sie am besten ab —
oder reibt sie mit Olivenöl oder einem anderen Pflanzenöl ein.
Das Öl kittet vorübergehend kaputte Stellen, die Haarspitzen werden geschmeidiger.
Vor allem halblangem Haar tut diese Behandlung gut, es trocknet nicht so sehr aus.
Gut tut dem geplagten Haar auch eine Ölpackung mit Klettenwurzelöl (s.S. 74).

HAARE WASCHEN

Wie <u>oft</u> soll man Haare waschen?
... immer, wenn sie schmutzig sind!

Das hängt natürlich davon ab, wo man wohnt, ob man geschwitzt hat, ob man krank ist, wenig geschlafen und viel getrunken hat etc. etc.

Gesundes Haar sollte 1 x die Woche gewaschen werden, fettige Haare öfters. Tägliches Haarewaschen sollte nicht notwendig sein.

Wird das Haar mit dem falschen, aggressiven Shampoo gewaschen, werden die Haare zu radikal entfettet - sie ziehen dann Schmutz und Staub um so mehr an, müssen immer häufiger gewaschen werden, ein Teufelskreis beginnt.....
Wenn man also nach der Haarwäsche eine Kurpackung braucht, damit die Haare nicht zu strohig sind, hat man mit Sicherheit nicht das richtige Shampoo erwischt!

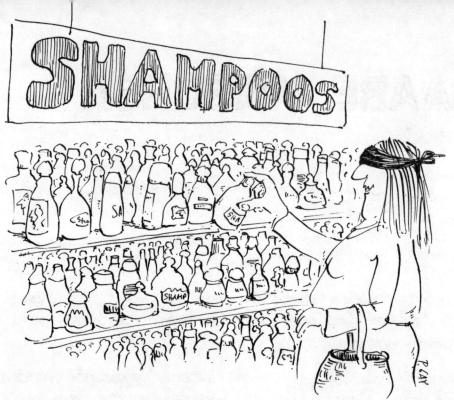

Welches Shampoo soll man nehmen?

Ein gutes Shampoo soll den Schmutz an den Haarschäften und an der Kopfhaut entfernen. Schmutz, das sind z.B. Schweißrückstände, Talgdrüsensekrete, Staub, Frisiercreme, Haarspray. Mit der Schmutzbeseitigung wird auch gleichzeitig die Keimzahl auf der Kopfhaut reduziert, da Schmutzrückstände i.a. einen guten Nährboden für Mikroorganismen darstellen.
Und dann soll ein gutes Shampoo natürlich die Haare auch in einen frisierbaren Zustand bringen, sie dürfen nicht fliegen oder schlecht kämmbar sein.

24

Mehr kann und soll ein Shampoo nicht, denn es darf nur sehr kurz mit Haut und Haaren zusammenkommen, da es sonst schädigend wirkt.

Eine Verschönerung wie Glanz, Fülle oder eine Verbesserung der Haarstruktur kann nur von Haarpackungen oder Spülungen geleistet werden, da diese keine waschaktive Substanzen* enthalten und somit ohne Schaden längere Zeit auf das Haar und den Haarboden einwirken können.

Die **WERBUNG** suggeriert uns dagegen, daß Shampoos reine Wunder vollbringen können.

Jedem wird volles, schönes und glänzendes Haar versprochen — und dies auch noch sofort!

Dabei haben die verschiedenen Zusätze in einem Shampoo nur einen sehr begrenzten, wenn nicht gar schädigenden Effekt.

Nicht wirksame Mittel und irreführende Aufmachungen sind zwar gesetzlich verboten, tauchen aber überall auf, denn die Beweisführung ist schwierig und langwierig.

---

* Der wichtigste Bestandteil von Shampoos (u. anderen Waschmitteln) sind TENSIDE. Diese waschaktive Substanzen bestehen entweder aus synthetischen Stoffen SYNDETS - oder aus Verbindungen, die aus natürlichen Stoffen stammen, wie SEIFE.

Vielen Haarpflegemitteln wird z.B. **Protein** als Füll-masse für geschädigte Haarschäfte, der Folge einer Schädigung durch Dauerwellen, Färbeprozesse, Bleichung etc. zugegeben.
Das Protein soll in die Schadstellen des Haarschaftes eindringen und sie sozusagen füllen. Es hat sich jedoch in verschiedenen Untersuchungen gezeigt, daß dies n i c h t funktioniert!

Genauso überflüssig sind **Vitaminzusätze**. Wenn Vitamine fehlen, kann man sie nur durch eine aus-gewogene Ernährung Haut und Haaren zuführen. Dies ist die einzige Möglichkeit – und die billigste!

Synthetische Duft- und **Farbstoffe** genauso wie **Konservierungsstoffe** können die Hautflora zerstören und zu Allergien und Pigmentschäden führen.
Bei vielen Shampoos wird als Konservierungsmittel Formaldehyd verwendet, welches gewässerschädigend und hautschädigend wirkt. Außerdem steht es im Verdacht, krebserzeugend zu sein. Es muß leider erst ab einer Konzentration von 0,2 % auf der Ver-packung angegeben werden, darunter besteht keine Kennzeichnungspflicht.

Von pflegenden Zusätzen wie **Kräutern** darf man sich in einem Shampoo nicht soviel erwarten, wie einem allgemein versprochen wird. Dazu müßten die Kräuter längere Zeit einwirken. Wer aber ein Shampoo so lange auf dem Kopf läßt, schadet Haut und Haar mehr als alle möglichen Kräuter – auch Wiesenkräuter – helfen können.

Die entzündungshemmende oder tönende Wirkung vieler Kräuter wird vor allem in Haarpackungen, Haarspülungen oder Haarwässer voll ausgenützt.

Kräuterauszüge wie **Ätherische Öle** sind Duftspender und wirken leicht rückfettend, helfen also strohiges und fliegendes Haar verhindern.

Die Duftkomponenten vieler (insbesondere billiger) Industrieshampoos sind leider synthetische Zubereitungen aus Mineralölen.

Am meisten Wirkung in einem Shampoo haben chemische Zusätze wie **Polymere**. Sie umhüllen das Haar mit einem elastischen Kunststoffilm. Nach der Wäsche läßt sich das Haar dann besser kämmen und fühlt sich locker und weich an. Gesünder wird es dadurch allerdings nicht. Komischerweise werben die Firmen nie mit diesem Zusatz – auch Kosmetikriesen sind auf dem Bio-Trip!

Wie uns die Kosmetikhersteller einschätzen . . . .

"Der Verbraucher wünscht viel Schaum beim Shampoonieren in der irrigen Annahme, daß damit die Waschkraft parallel steigt. Jedoch scheint die physikalische Beschaffenheit - d.h. der cremige, feinblasige, steif sahnige Schaum ein wesentlich treffenderes Qualitätsmerkmal zu sein."
(Schrader, Grundlagen u. Rezepturen der Kosmetika, S. 448)

"Parfümierung, Färbung, Aussehen, Verpackung und Werbung sind bei Kosmetika für einen Verkäuferfolg ausschlaggebend.
Die vielfältigen Kombinationsmöglichkeiten erlauben selbst bei gleicher Grundlage jedem Fabrikanten individuelle Präparate."
(Schrader, Grundlagen u. Rezepturen der Kosmetika, S. 384)

Der Verkaufserfolg der Shampoos, Seifen u. Badezusätze hängt also weniger von der Qualität als von der Schaumentwicklung, der Parfümierung, Färbung und dem Aussehen ab. Und von der Werbung natürlich, die uns tagtäglich berieselt. Interessant ist in diesem Zusammenhang auch, wie die Hersteller von chemischen Grundstoffen bei der weiterverarbeitenden Kosmetik-Branche werben:

(Neben folgendem Text steht bei der Anzeige das Bild einer natürlich jungen u. natürlich schönen Frau.)

"Vollbringen Sie ein kleines Wunder in ihrem Leben. Was sie sucht ist die noch feinere Seife, die Creme, die ihre Haut noch weicher macht, das spezielle Shampoo, das ihr Haar geschmeidig und schön hält. Sie ist durch und durch Frau. Und durch und durch Konsumentin, bereit, sich die Erfüllung ihrer Wünsche etwas kosten zu lassen.
Machen Sie sie zu Ihrer Kundin - zur dauerhaften Kundin, indem Sie das gegebene Produktversprechen erfüllen. Sie mag es für ein Wunder halten, aber das sind unsere wasserlöslichen Polymere und andere Additive zur Hautpflege, die Cremes noch cremiger machen und die Haut straffer, frischer und jünger werden lassen."
(Zitat aus einer Anzeige in der Zeitschrift SÖFW - Seifen, Öle, Fette, Wachse Die internationale Fachzeitschrift.)

Da auf den wenigsten Shampoos draufsteht, was drin ist, hilft nur ausprobieren — oder SELBERMACHEN!

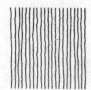 Übrigens gibt es von einigen Bio-Kosmetikherstellern Shampoos, die ohne synthetische Farbstoffe, Duftstoffe und Konservierungsmittel hergestellt sind. (Adressen s. S. 101)

Wir geben weiter hinten genaue Angaben und Anweisungen, wie man Seifenshampoos selbermachen kann. **Jawoll - Shampoos aus SEIFE!** (Für diejenigen, die Seife nicht als Shampoogrundlage nehmen möchten, haben wir auch ein Rezept angegeben, bei dem ein Syndet die Grundlage bildet.)

Zu kaufen findet man heutzutage fast kein Seifenshampoo mehr. Seife wird von der Kosmetikindustrie allgemein verdammt. Fürs Gesicht werden bald nur noch Waschlotions mit einem pH-Wert* von 5,5 angeboten, was für die Haut am besten sein soll. Und bei den Haaren ist es schon seit längerem beschlossene Sache, daß man an sie keine Seife läßt. Wir haben mit unseren Seifenshampoos nur die beste Erfahrung gemacht — i.G. zu manchen käuflichen Syndetshampoos! Deshalb kurz die wichtigsten Vor- u. Nachteile von Seife vs. Syndet:

* Der pH-Wert ist ein Maß zur Bestimmung des sauren, neutralen oder alkalischen Charakters wässriger Lösungen. Die pH-Skala reicht von 1 - 14. Ein pH-Wert von 7 kennzeichnet eine neutrale Lösung. Je saurer eine Lösung ist, desto niedriger liegt der pH-Wert. Je alkalischer sie ist, desto höher liegt er.
Unsere Haut und unsere Haare haben einen pH-Wert zwischen 5 und 6 (leicht sauer).

SEIFE oder SYNDET?

SEIFE hat beim Waschen den Nachteil, daß unlösliche Kalk-seife entsteht, die sich auf Haut und Haare festsetzt.
D.h. die Poren können mit der Zeit verstopfen und die Haare können glanzlos u. hart werden.

ABER: Nachspülen mit Wasser verhindert, daß die Poren der Haut verstopft werden.
Damit die Haare nicht stumpf u. glanzlos werden, spült man mit Essig- oder Zitronenwasser nach, das wirkt Kalkablagerungen entgegen.

SEIFE ist alkalisch – Haut und Haare sind dagegen leicht sauer (pH-Wert 5-6).
D.h. der Säuremantel von Haut und Haaren wird angegriffen, wodurch es (bei längerem Einwirken von Seife) zur Quellung der Haare und zu einer höheren Anfälligkeit der Haut gegen Bakterien kommen kann.

ABER: Gesunde Haut und Haare sind in der Lage, den Säuremantel in kurzer Zeit zu regenerieren. (Selbst das Waschen mit Wasser verschiebt den pH-Wert der Haut um 1,1 pH-Einheiten – bei Seife sind es nicht viel mehr!)
Außerdem wirkt beim Haarewaschen die saure Spülung neutralisierend.

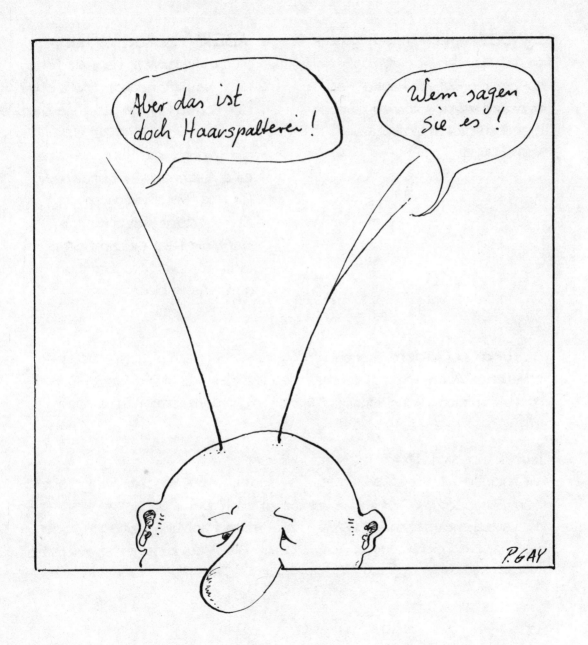

SYNDETshampoos haben gegenüber Seife den Vorteil, daß sie auf den pH-Wert von Haut u. Haar eingestellt werden können. Sie brauchen deshalb keine saure Nachspülung.

ABER: Bei den Syndets wurde festgestellt, daß sie Fette und wasserbindende Stoffe aus der Hornschicht der Haut waschen können - dies verletzt den Lipidmantel der Haut, welcher eine besonders wichtige Rolle für die Hautfunktion spielt. Er ist dafür verantwortlich, daß die Haut geschmeidig ist und für allergene Stoffe undurchlässig bleibt.

... **und außerdem** haben die Syndets den Nachteil, daß sie stark entfetten. Auch mit zusätzlichen Rückfettern wie z.B. Weizenkeim- oder Avocadoöl kann dieser Nachteil nicht ganz behoben werden.

Jetzt kann sich jeder denken, was er will .....
Wir meinen: Wer etwas Gutes für Haut u. Haar machen will, braucht nicht auf Seife verzichten - außer man leidet stark unter Akne (die Kalkseifenniederschläge könnten zur Porenverstopfung beitragen) oder man hat eine Seifenallergie (was sich oft als Allergie gegen synthetische Zusatzstoffe wie Duft- oder Farbstoffe entpuppt).

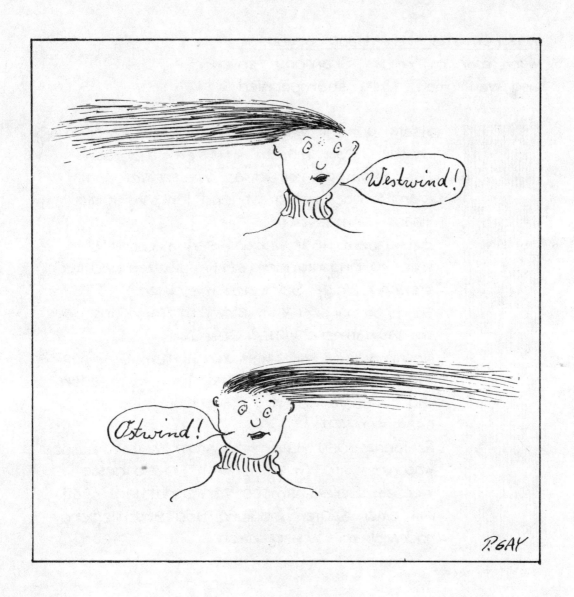

Waschen macht die Haare schön ....

wenn man ein mildes Shampoo verwendet -
und wenn man richtig **shampooniert:**

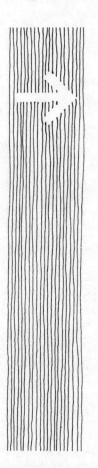

Haare gut mit warmem bis heißem Wasser naß
machen, sie müssen klitschnaß sein!
Das Shampoo mit etwas Wasser verdünnen
(damit's noch milder ist) und langsam in die
Haare einmassieren.
Bei fettigem Haar weniger stark massieren!
(Alle 10 Fingerkuppen sanft aufsetzen und leicht
kreisend einige Sekunden massieren.)
Shampoo nur sehr kurz einwirken lassen und dann
mit lauwarmem Wasser abspülen.
Nochmal kurz mit etwas verdünntem Shampoo
massieren und wieder ausspülen. (wer jeden
Tag die Haare wäscht, braucht nur 1 x zu
shampoonieren.)
Je länger das Haar mit klarem Wasser ausge-
waschen wird (mind. 1 Min.), desto besser!
Wer ein Seifenshampoo verwendet hat, spült
mit einer sauren Spülung und anschließend
nochmal mit Wasser nach.

34

HAARE TROCKNEN

Die tägliche Haarpflege hinterläßt an der Hautoberfläche und am Haar unverkennbare Spuren. Selbst das reine Waschen und Trocknen führt bereits zu Veränderungen.

Bei einer Untersuchung wurde z.B. festgestellt, daß nach der Kopfwäsche nach Verwendung eines Föns zum Trocknen der Haare durch Heißluft eine bedeutende Vermehrung der Lipidmenge auf Kopfhaut und Haaren zu verzeichnen war, d.h. die Haare werden schneller fettig.

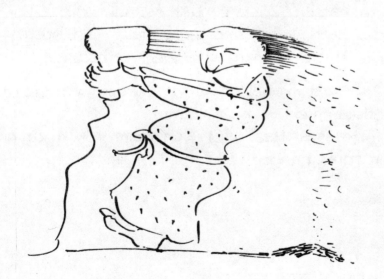

Beim Fön, bei Trockenhaube und Lockenstab besteht die
Gefahr, daß die Temperatur für die Haare zu heiß wird
und das Haar übertrocknet wird. Es verträgt nur einen
bestimmten Hitzegrad, um seine eigene Elastizität und den
notwendigen Fettgehalt zu behalten. Übertrocknung dörrt es
aus und macht es spröde.

Wenn schon fönen, dann so k u r z wie möglich!

 Klitschnasses Haar ins Handtuch packen, weil es
darunter gut trocknet und man nicht mehr
lange fönen muß.

ACHTUNG: Nasses Haar ist empfindlich!
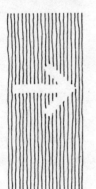 Besonders, wenn es lang ist.
Im nassen Zustand quillt es auf, die Schuppen
des Haarschaftes sind abgespreizt und sperrig.
Die Haare können sich leicht verheddern . . . .

Also erst im halbtrockenen Zustand v o r s i c h t i g
auskämmen - nicht zerren!
Triefnasses Haar läßt sich beim Fönen eh nicht
in Form bringen.

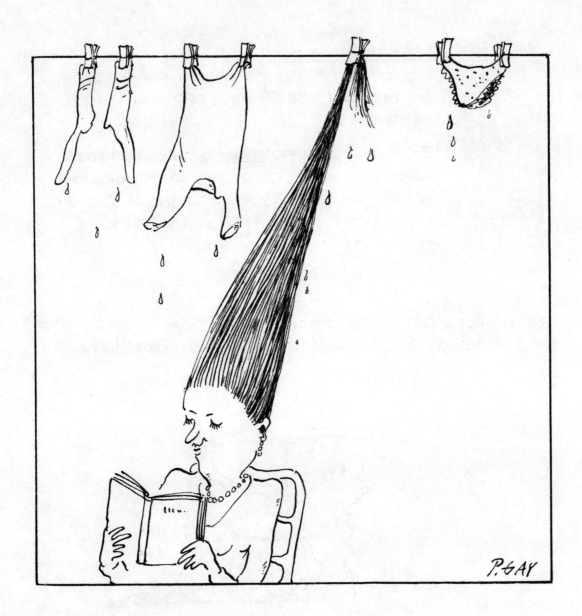

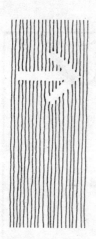

Für mehr Volumen:
Kopfüber fönen bringt mehr Fülle ins Haar = anschließend die Frisur gegen den Strich bürsten.

Einen leichten Innenschwung bekommt man, wenn man die Spitzen mit einer Halbrund-bürste von unten faßt, eine leichte Drehung nach innen macht und in Wuchsrichtung trocken pustet.

Unser Rat gegen Haarprobleme jeder Art:
-    Haare an frischer Luft trocknen und öfters lachen!

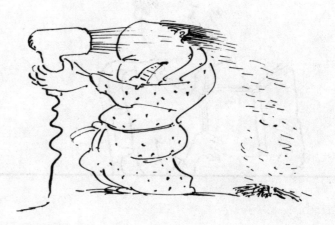

BÜRSTEN, KÄMMEN, MASSIEREN

Wer sein Haar täglich bürstet, fördert die Durchblutung von Kopf- und Gesichtshaut. Außerdem verbessert dies die Elastizität der Haare und entfernt Schmutz und Staub.

 Richtig bürsten:
Kopfüber nach vorne gebeugt und Haare gegen den Strich bürsten.

Entscheidend für gesundes Haar ist auch das richtige Handwerkszeug!
Das Wichtigste bei einer guten Bürste ist, daß sie entweder reine Naturborsten hat oder – wenn sie aus Plastik ist – wenigstens abgerundete Zähne hat.
Naturborsten nicht in Seife oder heißem Wasser waschen! Seife macht die Borsten weich und das heiße Wasser löst sie weiter auf. Mit kaltem Wasser waschen – evtl. etwas Borax* darin aufgelöst – ist besser.

* Borax ist das wasserlösliche Salz der Borsäure. Es wirkt bazillentötend und entfettend.

Rundbürsten eignen sich nur zum Fönen. Die große Rund-
bürste ist richtig für langes glattes Haar oder Locken.
Die kleine ist für kurzes Haar.

Einen guten <u>Kamm</u> erkennt man daran, daß die einzelnen
Zinken und ihre Spitzen rundgeschliffen sind, so daß
sie den Haarschaft nicht verletzen können.

Kannst mir mal
deinen Kamm
leihen?

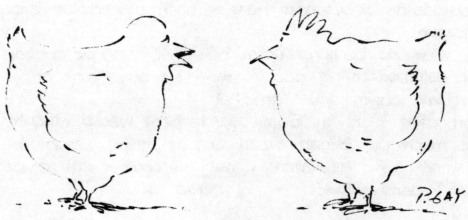

P. GAY

Eine **Kopfmassage** ist das Richtige nach einem grauen Tag. — oder einer langen Nacht!

Eine gekonnte Massage lockert die kopfhaut, fördert die Durchblutung und löst ein warmes wohliges Gefühl aus.
Die Durchblutung der Kopfhaut spielt eine große Rolle, da dadurch der Pigmentstoffwechsel gefördert und das Wachstum der Haare angeregt werden kann.
Nur wenn die Kopfhaut gut gereinigt und durchblutet ist, fühlt sich das Haar schön locker an.

Bei stark fettendem Haar zurückhaltend massieren, weil durch die Massage sonst die Talgdrüsen zu stark angeregt werden.

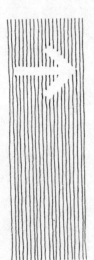

Und so wird's gemacht:
Die Massage beginnt im Nacken und endet dort
- möglichst mit sanftem Ausstreichen.
Dazwischen verteilen die Fingerspitzen leisen
und festen Druck großflächig auf die Kopfhaut.
Reißen und Zerren der Haare vermeiden!
Durchblutungsfördernd und angenehm wirkt auch
das Gegeneinanderschieben der Kopfhaut:
Die Fingerspitzen beider Hände im Abstand von
3 - 4 cm fest ansetzen und die Kopfhaut
gegeneinanderschieben.

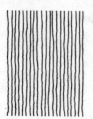

Beim Urlaub am Meer nicht versäumen:
Meerwasser mit Algen kochen und abkühlen
lassen. Haare und Kopf damit waschen und
ausgiebig massieren.
Das regt die Durchblutung an!

Manchmal liest man so dummes Zeug wie – durch intensive
Kopfmassagen, starkes Bürsten und Kämmen würden die
Haare abbrechen oder gar ausfallen. Das stimmt nicht!
Wachsende Haare kann man weder auskämmen, noch
auswaschen oder ausmassieren.

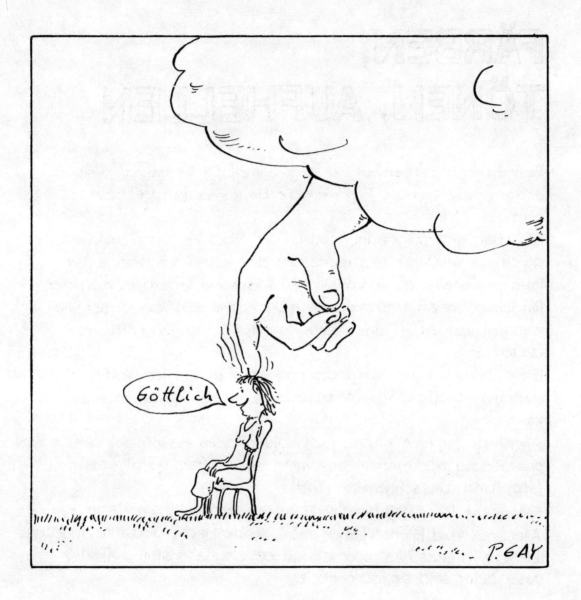

FÄRBEN, TÖNEN, AUFHELLEN

Beim richtigen **Färben** mit den sogenannten Oxydationsfarbstoffen erfolgt eine chemische Reaktion, die bis ins Innere des Haares geht.

Das Haar wird aufgerauht, sodaß die Moleküle der Farbstoffe durch die äußere Keratinschichten des Haares ins Innere gelangen können. Diese künstlichen Pigmente lagern sich in der Rindenschicht an und können nicht mehr aus dem Haar gewaschen werden – eine Färbung ist i.G. zu einer Tönung dauerhaft.

Eine Färbung hat gegenüber einer Tönung den Vorteil, daß man große Farbunterschiede zur Naturfarbe erzielen kann.

Allerdings tut eine solche Behandlung dem Haar nicht gerade gut. Richtig schlimm wirds, wenn man öfters färbt, stark färbt und unsachgemäß färbt.

Färben mit Pflanzenfarben wirkt nur auf den äußeren Haarmantel. Allerdings sind Pflanzenfarben nicht so beständig und ihre Wirkung ist nicht so genau kalkulierbar wie bei Oxydationsfarbstoffen. Aber dafür sind sie schonender!

44

Alle chemischen Mittel, die die Haare heller machen, enthalten **Aufheller** (auch Blondier- oder Bleichmittel genannt).

Aufheller greifen stark in die Haarstruktur ein. Sie wirken im Prinzip durch Zerstören der Pigmente. Außerdem knacken sie die organischen Verbindungen, die dem Haar im Original- zustand die Stabilität verleihen.

Bei starker Bleichung werden die Keratinsubstanzen im Haar angegriffen: das Haar wird porös, aufgequollen, schlaffer, glanzlos und schlecht kämmbar.

Deshalb: Wenn überhaupt aufhellen oder blondieren, überläßt man dies am besten dem Fachmann. Denn nur der kann die Haarqualität richtig beurteilen, Stärke und Länge des Bleichvor- ganges genau überwachen.

Wenn das Haar mehrere Töne heller wurde, muß der Ansatz etwa alle 4 - 6 Wochen angeglichen werden.

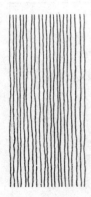

Bei stark gefärbtem oder aufgehelltem Haar sollte man ganz auf Dauerwellen verzichten — sie sind eine zusätzliche Strapaze fürs Haar und meistens auch keine Freude. Das Haar bleibt oft ganz einfach glatt, weil die Wellflüssigkeit auf dem depigmentier- ten Haar nicht gut arbeiten kann.

Verboten ist auch übermäßige Fön - oder Trocken- haubenhitze!

Am stärksten bleichend wirkt <u>Wasserstoffsuperoxyd</u>.
Da damit nur die Pigmente abgebaut werden und selten ein
schöner Blondton entsteht, muß das Haar anschließend noch
mit dem Blondton eines Färbemittels eingefärbt werden.

Zweitstärkste Blondmacher sind die Blond-Nuancen der <u>Intensiv-</u>
<u>töner / Colorationen</u>.

Die Blondnuancen der Tönungswäschen und <u>Tönungsshampoos</u>
machen das Haar ung. einen Ton heller.

Die Blondnuancen von <u>Schaumtönungen</u> machen nur die
Naturfarbe satter.

ACHTUNG: Mit aufgehelltem Haar nicht ohne Bademütze
schwimmen gehen und nicht ohne Kopftuch sonnenbaden!

Warum Haare in der Sonne ausbleichen:

Die in der Rindenschicht des Haares gelagerte Pigmente
bestehen aus Eiweißkomplexen, die schwefel- und eisen-
haltig sind.
Infolge des Feuchtigkeitsgehaltes des Haares kann durch
Sonneneinstrahlung Wasserstoffperoxyd entstehen, das
pigmentzerstörend wirkt und das Keratin angreift.
Das Haar verändert die Farbe, wird strohig und
glanzlos.

Tönen ist schonender als Färben. Hier wird die Haaroberfläche nicht geöffnet, es werden keine künstlichen Pigmente angelagert und die natürlichen Pigmente werden nicht zerstört.

Vielmehr wird der Haarschaft mit einer zusätzlichen Schicht aus Farbe umhüllt.

Beim Tönen kann man die Farbe i.G. zum Färben und Aufhellen nur um Nuancen verändern. Eine Tönung ist auch nicht dauerhaft, dafür aber schonender.

Schwierigkeiten beim Tönen können auftreten, wenn die Haarspitzen porös sind, denn an löchrigen Spitzen bleiben besonders viele Pigmente hängen, was zur Folge hat, daß die Spitzen dunkler werden.

Kaputte Spitzen deshalb vor dem Tönen schneiden lassen!

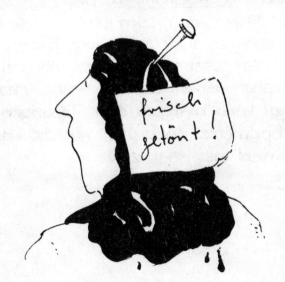

47

Tönungen, Färbungen, Colorationen, Schaumtönungen, Tönungswäschen, Tönungsshampoos, Tönungsfestiger ....

Da die Hersteller von Haarfärbemittel ihre Kunden nicht erschrecken wollen, nennen sie ihre Produkte nicht beim Namen, sondern geben ihnen allerhand verwirrende Bezeichnungen.

Ein echtes Färbemittel erkennt man daran, daß in der Packung Entwickler und Farbe in gleicher Menge enthalten ist.
Bei Tönungen wird kein Entwickler untergemischt.
Allerdings gibt es auch Zwischendinge zwischen Tönungs- und Färbemittel:
Sogenannten Tönungsshampoos und Tönungswäschen wird auch ein Entwickler beigemischt. Fürs Haar bedeutet das: es wird minimal aufgerauht, die Farbpigmente dringen etwas ein – zwar weniger stark als bei einer Intensivtönung, aber stärker als bei einer Schaumtönung.
Farbfestiger kann man zu den Tönungen zählen, denn ihre Farbpigmente überziehen nur die Haaroberfläche und dringen nicht ins Haar ein.

LOCKEN & WELLEN

Schon vor Urzeiten hat man damit begonnen, sich mit Marter-instrumenten wie z.B. glühenden Eisen die Haare zu kräuseln oder zu wellen.

Für leichte Wellen, die nicht von Dauer sein müssen, greift man auch heutzutage noch auf ähnliche Werkzeuge zurück. Die modernen _Lockenstäbe_* sind zwar nicht mehr glühend, aber immer noch so warm, daß es für die Haare nicht gerade gut ist. Sie trocknen leicht aus – vor allem an den Spitzen – und spalten sich.

Für dauerhafte Wellen und Locken greifen wir zur chemischen Keule, die recht hemmungslos mit unserem Haar umgeht: Bei _Dauerwellen_ werden die für den Zusammenhang des Haares wichtigen Disulfidbrücken gebrochen. Dadurch wird das Haar formbar – es kann sich nicht mehr in seine ursprüngliche Form zurückziehen. In neuer Form, auf Wickler gedreht, werden diese Brücken wieder hergestellt.

* Am schonendsten sind die samtumwickelten elektrischen Lockenwickler u. Lockenstäbe.

ABER: Nicht alle Disulfidbrücken werden restauriert. Insgesamt nimmt die Quervernetzungsdichte des Keratins ab. Der Eingriff in die gesunde Haarstruktur ist bei jeder Dauerwelle unvermeidlich und jeder solche Eingriff schadet dem Haar – und der Kopfhaut, denn das Dauerwellenmittel erweicht nicht nur das Keratin der Haare, sondern auch das Keratin der Kopfhaut.
Nach Dauerwellen kann es deshalb mitunter auch zu Schuppenbildung und Haarausfall kommen.

Und noch was zum Thema Locken:
Das häufige Aufdrehen der Haare nach Anfeuchten mit Wasser ist auch nicht ohne nachteilige Wirkung. Das ins Haar eindringende Leitungswasser hinterläßt nach dem Verdunsten über Nacht die in jedem Wasser enthaltenen Erdalkalispuren. So wird das Haar besonders an den Spitzen ständig mit Alkalien angereichert, was zu gespaltenen Haarenden führt.

Naturkrauses Haar - für manche Glück, für manche Unglück!

Glätten ist ein genauso schwerwiegender Eingriff in die Haar-struktur wie Dauerwellen. Das Kraushaar wird mit derselben Dauerwellflüssigkeit behandelt.

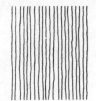 Wer seine Locken etwas bändigen will, kämmt sie mit einem breitzinkigen Kamm gut durch.

Beim Haarewaschen ölhaltige Shampoos benützen, dann bleibt die Lockenpracht springlebendig!

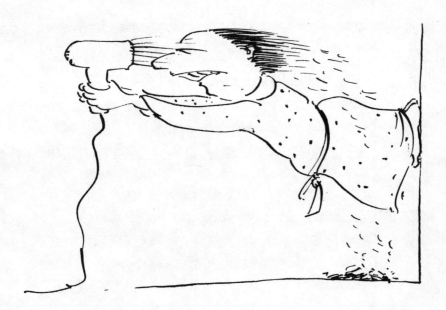

HAARE SCHNEIDEN

Wer sich ans Haareschneiden wagt - bei sich selbst oder bei anderen - sollte ein paar Kniffe kennen:

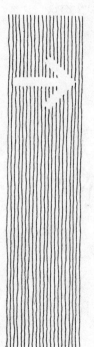

Die Haare sollen feucht, aber nicht triefnass sein. (Beim Trocknen werden sie wieder ein bißchen kürzer!)
Keine stumpfe Küchenschere, sondern eine scharfe kleine Friseurschere nehmen.

Pony selberschneiden:
Nicht einfach von rechts nach links drauflosschneiden. Sonst wirds garantiert zipfelig.
Richtig ist: Den Pony mit 3 Querscheiteln in 3 Schichten teilen, Haare mit Klammern feststecken. Jede Schicht extra kürzen. Man fängt mit der untersten an, kämmt die nächste drüber und gleicht sie an...
Diese Prozedur gilt auch für Seiten- u. Nacken- haar.

SELBERMACHEN

① SHAMPOOS

Die folgenden Shampoorezepte lassen sich mit fester Kernseife, flüssiger Silberseife (Schmierseife) oder mit Syndets zubereiten. Die Vor- und Nachteile von Seife und Syndetshampoo haben wir auf Seite 30f. ausführlich dargestellt – so kann jeder selbst entscheiden und ausprobieren, was am sinnvollsten für seinen Haartyp ist.

Für normales, gesundes Haar ist unserer Meinung nach ein Seifenshampoo mit anschließender saurer Spülung einer Syndetkopfwäsche mindestens ebenbürtig.

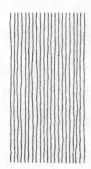

Der große Vorteil eines selbstgemachten Shampoos ist, daß je nach Haartyp und persönlicher Vorliebe bestimmte Zusätze wie z.B. Duftöle eingearbeitet werden können und man genau weiß, was drin ist – außerdem kann man auf die (oft sehr bedenklichen) Konservierungsmittel verzichten.

Shampoo - Grundlagen

Wir verwenden als Grundlage für **Seifenshampoos** immer feste (Kern-) Seifen, weil diese hautverträglicher und milder sind als Schmierseifen.*
Dafür haben unsere Shampoos eine zähe, puddingartige Konsistenz und sind eben nicht so schön flüssig wie Schmierseifenshampoos.

Wichtiger aber als die Entscheidung feste Seife oder Schmierseife ist, daß es eine hochwertige milde Seife ist – ohne Zusätze, also ungefärbt und unparfümiert. Davon gibt es nicht allzu viele.

Die <u>Amytis</u> Seife (Hersteller davon ist die Fa. Werner Rau, Adresse siehe S. 98). Diese Seife wird ausschließlich aus pflanzlichen Ölen hergestellt. Sie ist mild, schäumt gut und ist ohne jeden Zusatz.
Brauchbar sind außerdem milde <u>Kernseifen</u> aus Pflanzen-Ölen. Diese Seifen werden oft unter dem Handelsnamen 'Savon de Marseille' im Reform- oder Biohandel angeboten, außerdem von diversen Bio-Waschmittelherstellern (Adressen siehe S. 101) Man sollte beim Kauf darauf achten, daß diese Seifen auch wirklich ungefärbt und unparfümiert sind. Grüne Farbe und Olivengeruch deuten auf Zusätze hin, auch wenn 'ohne Zusätze' auf der Packung steht.

* Feste Seifen entstehen, wenn Fette u. Öle mit Natronlauge verseift werden, flüssige Seifen entstehen, wenn Kalilauge verwendet wird.

Eine gute <u>Schmierseife</u> - für Leute, die auf flüssige Shampoos Wert legen - ist die in Apotheken erhältliche 'Silberseife' oder 'Sapo kalinus albus'.
Diese Seife muß vor der Anwendung mit Pottasche aufgekocht werden (s. S. 56), dies erhöht die Schaum- und Waschkraft, außerdem wird die Schmierseife dadurch milder.

Wer es mit den Grundstoffen ganz genau wissen will:
Seife kann auch selbst hergestellt und verfeinert werden.
Dies und vieles andere über Seife und Waschmittel steht ausführlich im SEIFENBUCH (siehe Literatur S. 102).

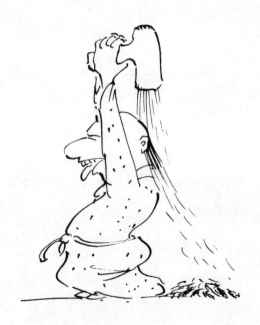

Shampoo - Grundrezepte

- 50 g **feste Seife** fein zerkleinern (mit Küchenraspel o.ä.)
- zerkleinerte Seife in handwarmen dest. Wasser oder Kräutersud (siehe S. 59) lösen.
  Nachdem alle Seife gelöst ist, sollte die Flüssigkeit eine sirupartige Konsistenz haben.
- wenn alles auf Zimmertemperatur abgekühlt ist, entsteht eine puddingähnliche Masse

oder

- 50 g **Schmierseife** (Silberseife) in 3/4 l siedendem destillierten Wasser oder Kräutersud lösen.
- 10 g Pottasche zugeben und 30 Min. offen köcheln lassen
- wenn alles abgekühlt ist, entsteht eine flüssige Masse

Wer Seife nicht verträgt, kann es auch mal mit einem **Syndet-shampoo** probieren.

Es gibt milde, synthetische waschaktive Substanzen, die speziell zur Haarwäsche entwickelt wurden.

So z.B. Hostapon CT Teig.* Dieses Syndet reinigt gut und gibt einen festen, cremigen Schaum.

Zu den Vor- und Nachteilen von Syndets gegenüber Seife siehe Seite 30f. In der Anwendung ist das Syndetshampoo sehr sparsam: 1 EL (ca. 5 ccm) genügt für eine Haarwäsche.

- **Syndetsubstanz** im Verhältnis 1 : 1 mit Wasser oder Kräutersud (siehe S. 59) verdünnen. Wer ein ganz mildes Shampoo möchte, verdünnt noch mehr.
- sorgfältig glatt rühren
- die Konsistenz des Shampoos kann durch Kochsalzzugabe verändert werden: je mehr Kochsalz, desto dickflüssiger wird das Shampoo.
- durch Zugabe von Milchsäure (Acidum lacticum), Zitronensaft oder Kräuteressig kann das Shampoo leicht sauer eingestellt werden – üblich ist pH 5,5. Der pH-Wert kann mit pH-Indikatorpapier (in jeder Apotheke) kontrolliert werden.

---

* Lieferadresse siehe S. 98. Mindestabnahme davon ist 1kg (ca. 32 Mark), das reicht für eine Familie das ganze Jahr!

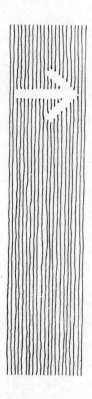

Aus dem Syndet Hostapon CT Teig kann man auch eine milde, _seifenfreie Waschlotion_ herstellen:

je nach gewünschter Waschintensität mit Wasser oder Kräutersud verdünnen (ca. im Verhältnis 1:1), Masse langsam und sorgfältig glattrühren, mit Kochsalzzugabe die gewünschte Zähflüssigkeit einstellen.

Evtl. auf den pH-Wert 5,5 einsäuern – wie beim Shampoorezept S.57.

Nach Wunsch mit ätherischen Ölen parfümieren und etwas Pflanzenöl als rückfettende Substanz zugeben (ca. 0,5 - 2% der Gesamtmenge).

Im Prinzip unterscheiden sich Shampoo und Waschlotion nicht voneinander, nur Parfümierung und Konzentration können variiert werden.

<u>Anstelle von Wasser</u> kann man einen konzentrierten Kräutersud zum Verflüssigen der Seife oder des Syndets nehmen.

Den Kräutersud stellt man ganz einfach her:

- man kocht eine Handvoll Kräuter (frische oder getrocknete) in 3/4 l Wasser. Keinen Metallkochtopf, sondern einen aus Emaille verwenden!
- das Ganze 10 Min. köcheln lassen
- anschließend 10 Min. durchziehen lassen
- Kräuter abseihen (können gut als Dung für Zimmerpflanzen verwendet werden)

Mit diesem Kräutersud verflüssigt man dann die Seife (bzw. verdünnt damit das Syndet):

- man nimmt den höchstens lauwarmen Kräutersud und rührt darin soviel Seifenflocken ein, bis eine leicht zähflüssige Masse entsteht. Nicht erhitzen, sonst wird die Masse nachher wieder hart.
  Das Ganze dickt dann noch von selbst etwas ein, kann aber mit etwas Kräutersud jederzeit weiter verdünnt werden.

Dann gibt man die Seifenmischung in einen verschließbaren Behälter. Je nach Lust und Laune kann man dann noch etwas Duftöl zugeben, gut rühren – fertig!

Shampoo für Alle

- in 50 g verflüssigte Grundseife (vgl. S. 56) 2 Messerspitzen Aloepulver einrühren und nach Lust u. Laune mit ätherischen Ölen parfümieren (vgl. S. 61).
Besonders gut geeignet sind: Rosmarinöl, Lavendel- u. Zitronenöl.

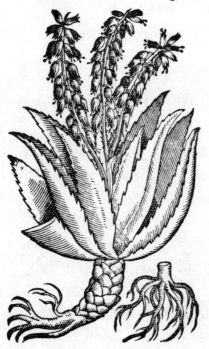

Vom gemeinen Aloe.

* Gemein Aloe. *   Aloë vulgaris.

Aloe, eine kaktusähnliche Pflanze von den Kanarischen Inseln ist die Wunderpflanze in der Kosmetik und Medizin.
Der eigenartig riechenden Flüssigkeit, die aus einem abgeschnittenen Blatt der Pflanze kommt, werden Wunderwirkungen bei Schnittverletzungen, Sonnenbrand, kleinen Wunden und Ekzemen nachgesagt.
Aloe gilt auch als guter Feuchtigkeitsspender und -bewahrer.
Daß Aloe Haut u. Haaren guttut, ist keine neue Entdeckung — sie war in unseren Breiten nur lange vergessen.
Schon die alten Ägypter und Azteken haben den Saft aus den fleischigen Blättern der Aloe-Pflanze zur Wundheilung und Hautpflege benutzt.

Was den Aloesaft so gut u. wirkungsvoll macht, hat die Wissenschaft bis heute nicht herausgefunden.
Tatsache ist: Er wirkt!

Man kann Aloe als grünlich-braungelbes Pulver in der Apotheke kaufen oder die Flüssigkeit direkt aus der Pflanze gewinnen. Sie wächst überall problemlos — nur Kälte verträgt sie nicht.

Für die **Parfümierung** von Shampoos, Haar- und Rasierwasser eignen sich ätherische Öle am besten.
Diese kostbaren Öle werden aus den Blüten, Samen, Blättern und der Rinde von Pflanzen gewonnen. Sie sind die Basis für alle Parfümsorten.

Die naturreinen Öle sind nicht ganz billig, aber es lohnt sich in den meisten Fällen, etwas mehr Geld auszugeben, denn viele synthetische ätherische Öle sind auf Mineralölbasis hergestellt und haben keinen so guten und intensiven Geruch.
Wer Parfümöle in der Apotheke kauft, kann sicher sein, daß sie nicht mit anderen Zusätzen verdünnt worden sind. Der Preis macht sich nachher in der geringen Menge bezahlt, mit der man dann einen angenehmen Duft erzielt.
Von den meisten in unseren Rezepten empfohlenen Parfümöle kosten 10 ml zwischen DM 1,50 und DM 3.-

Nicht mehr als zwei verschiedene ätherische Öle verwenden, sonst gibts ein Duftchaos.
Die Dosierung ist Gefühlssache. Als Grundregel gilt: eher reichlich parfümieren, sonst ist nachher kein Duft mehr auf dem Haar. Auf 50 g Seife ung. 1 Kaffeelöffel Öl.

Shampoomischung für Dunkle Haare

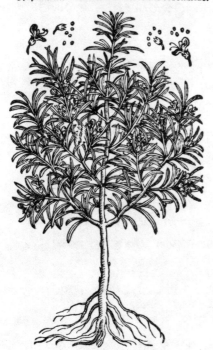

Von der Roßmarin.
* Roßmarin. Rosmarinus hortensis coronarius.

- Kräutersud aus gleichen Teilen Rosmarin, Salbei, Brennesseln, Pfefferminzblätter u. -blüten herstellen.

- 1 bis 2 Messerspitzen Aloe-pulver zugeben

- abgekühlte Mischung mit ein paar Tropfen Rosmarinöl parfümieren

Rosmarin verleiht dem Haar schönen Glanz und stimuliert zusammen mit Brennesseln die Durchblutung des Haarbodens. Salbei gibt dem Haar einen vollen dunklen Ton, Pfefferminze ist antiseptisch und dem wohlriechenden Rosmarinöl wird eine stark haarwuchsanregende Wirkung nachgesagt.

Shampoomischung für Blonde Haare

- Kräutersud aus gleichen Teilen Kamille, Ringelblume und etwas Zitronenschale.*

- 1 – 2 Messerspitzen Aloepulver zugeben

- mit diesem Sud wird die Seife verflüssigt (bzw. das Syndet verdünnt)

- abgekühlte Mischung mit ein paar Tropfen Zitronenöl parfümieren

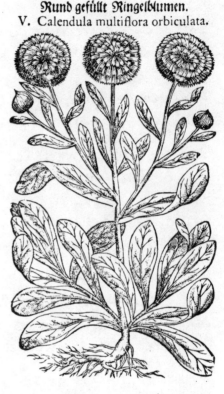

Rund gefüllt Ringelblumen.
V. Calendula multiflora orbiculata.

Ringelblumen und Zitronenschale haben eine leicht bleichende Wirkung, Kamille verleiht dem Haar einen goldenen Glanz und Aloe wirkt haarwuchsstimulierend und, wie auch die Ringelblume, vorbeugend bei Entzündungen.

* Die ungespritzte Zitronenschale hauchdünn schälen und raspeln, dann frisch oder getrocknet (im Halbschatten im Freien oder auf dem Dachboden ung. 2 Tage ausbreiten) verwenden.

Trockenshampoo

Ein Trockenshampoo ist nur ein Notbehelf!
Bei Krankheit, oder Eile können die Haare durch die fettbindende
Eigenschaft des Puders gereinigt werden.
Aber eine Haarwäsche, die auch den Haarboden reinigt, er-
setzt ein Trockenshampoo nicht!

Und so einfach wird's gemixt:
- 6 Teile Weizenstärke
- 1 Teil Talkum
- 1 Teil Bolus Alba

Alle 3 Pulver gut mischen und in eine Streudose füllen.

Weizenstärke (Amylum Tritici),* Talkum (auch Federweiß genannt)
und Bolus Alba (feingeschlämmter weißer Ton) gibt's in der
Apotheke. Alle drei sind pulverförmig, wirken entzündungshemmend und austrocknend.

 Das Trockenshampoo hauchfein ins Haar pudern,
kurz einwirken lassen und gründlich ausbürsten.

---

* Anstelle von Weizenstärke kann man auch Maismehl, Weizenmehl, Mandelmehl
(oder Mandelkleie) oder Schwertlilienpulver nehmen. Die beiden letzten Pulver
riechen auch sehr gut.

② HAAR - SPÜLUNGEN

Wer ein Seifenshampoo verwendet
hat, spült mit verdünntem <u>Obstessig</u>
oder <u>Zitronensaft</u> gut nach —
das neutralisiert die Alkalität der
Seife und verhindert, daß sich ein
Kalkbelag auf Haut und Haar
absetzt. Anschließend nochmal
gut mit Wasser nachspülen.

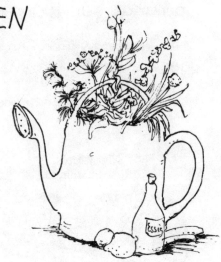

Aber auch nach einer Syndethaarwäsche ist eine Spülung
die kleine Mühe wert: Der natürliche Haarton kann so
regeneriert werden, der waschgestresste Haarboden wird
beruhigt, Glanz kommt .....

Zu einer pflegenden <u>Kräuterspülung</u> braucht man stark mit Wasser verdünnten Obstessig oder Zitronensaft und frische oder getrocknete Kräuter:

- Essig- bzw. Zitronenwasser zum Kochen bringen u. über die
  Kräuter gießen (Kräuter sollen gut bedeckt sein).
- zudecken u. 1 Woche an einem kühlen, dunklen Ort stehen
  lassen, öfter schütteln
- Kräuter abseihen u. Flüssigkeit in einen Behälter gießen

Spülung für blonde Haare

Eine Spülung aus Zitronensaft und <u>Kamillenblüten</u> hellt das Haar auf und gibt ihm goldenen Glanz:

- Aufguß aus Zitronensaft und Kamillenblüten herstellen (s. S. 59).

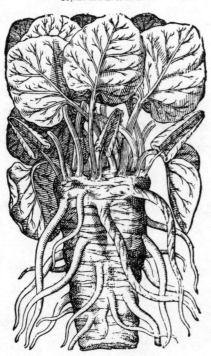

Rhebarbaren.
Rhabarbarum II.

Stärker aufhellend wirkt eine Spülung aus einem <u>Rhabarber-wurzelauszug</u>:

- Wurzelstücke 10 Min. im Wasser sieden
- durch ein Sieb abgießen
- Zitronenwasser dazugeben.

Übrigens: Aus der Rhabarberwurzel wird Chrysophansäure (Rhabarbergelb) gewonnen, die in Haarfärbemitteln für hell- bis gold-blonde Farbtöne verwendet wird.

Spülung für dunkle Haare

- eine Kräuteressigspülung aus den Blättern und Blüten des Rosmarinstrauches bereiten (s. S. 59)

Rosmarin gibt vor allem dunklem Haar einen vollen, schönen Ton. Außerdem wird ihm eine haarwuchsstimulierende Wirkung nachgesagt.

Spülung für graues Haar

- eine Kräuteressigspülung aus Kornblumen bereiten (s. S. 59)

Diese Spülung färbt ganz leicht dunkel-bläulich und verleiht dem Haar einen schönen Glanz

Spülung gegen fettiges, abgelaschtes Haar

- eine Kräuteressigspülung aus Schachtelhalm (oder Brennessel oder Schafgarbe) bereiten (s. S. 59)

Diese Kräuter wirken mäßigend auf die Tätigkeit der Talgdrüsen.
Schachtelhalm (Herba Equiseti) wirkt zudem noch entzündungshemmend und haarstärkend.

Spülung gegen Schuppen

- eine Kräuteressigspülung aus Schafgarbe und zerriebenem Meerrettich bereiten (s.S.59)

Meerrettich enthält organischen Schwefel. Schwefel reizt die Epidermiszellen und regt sie zur Neubildung an. Dadurch wird die Selbstreinigung des Haares und der Kopfhaut beschleunigt.

Schafgarbe wirkt einer Überproduktion der Talgdrüsen entgegen, was sowohl die Ursache für fettige Haare als auch für Schuppen sein kann.

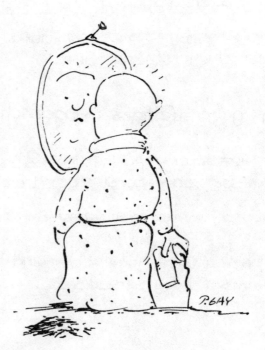

Festigende Spülungen

Haarspray verbessert den Halt der Frisur und sorgt dafür, daß die Haare nicht fliegen - aber wer will schon kunststoff-beschichtete Haare?

Außerdem hat sich das Treibgasproblem auch noch nicht in Luft aufgelöst. Es ist immer noch ungeklärt, inwieweit das *doch* Treibgas eine Ozonzerstörung hervorruft.

Eine bessere Möglichkeit, dem Haar Halt zu verleihen, ist ein guter Haarfestiger. Er ist schnell gemacht - die nötigen Zutaten sind meist schon im Haus.

Haarfestiger bietet sich besonders für feines, fliegendes Haar an. Man darf aber nicht meinen, daß viel Festiger auch viel Fülle bringt. Zuviel Festiger macht feine Haare brettsteif!

Die richtige Dosierung sieht so aus:
Nach dem Haarewaschen den Festiger über die bereits frottierten Haare verteilen, bis die Haare gleichmäßig feucht - aber nicht naß - sind.

Honigfestiger

- 1 Kaffeelöffel Bienenhonig (bei langem Haar etwas mehr) in ¼ l warmem Wasser lösen
- etwas Essig oder Zitronensaft (aufhellende Wirkung) zugeben

Honig war schon im Altertum, in der Römischen Kaiserzeit und im Mittelalter ein wesentlicher Bestandteil der Schönheitspflege und der Wundheilung. Ihm wird u.a. eine haarregenerierende Wirkung nachgesagt.

Quittenfestiger

- 1 EL Quittenkerne 15 Min. in ¼ l Wasser vorsichtig sieden. Wenn die Mischung ölig bis geleeartig ist, durch ein Sieb abgießen.
- abkühlen lassen und sanft in die Haare einarbeiten

Quittengel aus Quittenkernen wirkt entzündungshemmend und ist sehr gut zur Anwendung gegen fettige Haare und schuppige Kopfhaut geeignet.

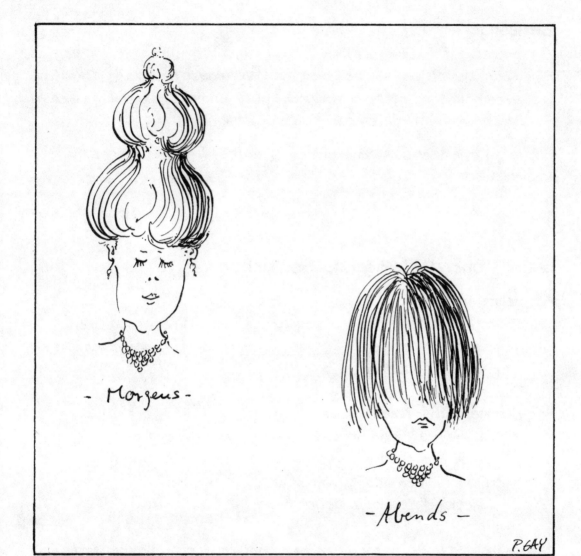

- Morgens -

-Abends -

P. GAY

Bierfestiger

- nach der ersten Wäsche Bier ins Haar massieren, einige Minuten wirken lassen, nochmal waschen und erneut Bier einmassieren.
- nach Wunsch mit einem Parfümöl verfeinern

Hopfen ist eine der östrogenreichsten Pflanzen, er soll haarwuchs-fördernd wirken.

Leicht tönende festigende Spülungen

Für **helles** Haar:
- Beim Honig- oder Quittenfestigerrezept das Wasser durch einen Auszug aus <u>Kamillen</u>, <u>Zitronenschalen</u> oder <u>Rhabarberwurzeln</u> (vgl. S. 59) ersetzen.

Für **dunkles** und **rotes** Haar:
- 1 EL <u>Henna</u>* (schwarz bzw. rot) in ¼ l Wasser geben und mind. 10 Min. sieden - nicht kochen - und durch ein Sieb oder einen Kaffeefilter klären,
- 1 Kaffeelöffel Honig zugeben

* Natürliche Färbemittel - speziell Henna - wirken je nach Haartyp und Farbe ganz verschieden stark. Exakte Mengenangaben sind deshalb unmöglich - einfach ausprobieren!

③ HAAR-PACKUNGEN

Halblanges Haar ist ung. 3 Jahre alt und hat einiges hinter sich:
Es wurde rund 500mal shampooniert, zu oft geföhnt, unendlich
oft gebürstet, gekämmt und womöglich noch gefärbt und
gelockt ....
Nun hat es eine Kur verdient!

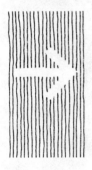

So wird die Haarwäsche eine Kur:
Zwischen erster und zweiter Haarwäsche wird die
Packung mit den pflegenden Substanzen aufge-
tragen und sanft einmassiert.
Zugleich kann die Packung mit pflanzlichen Farb-
stoffen kombiniert werden (vgl. S.76f.). Pflege und
Tönung gehen dann Haar in Haar.

Die Einwirkungszeit von Haarpackungen sollte zwischen 15
und 60 Min. liegen. Es gibt keine festen Regeln - je wärmer
die Packung, desto besser die Wirkung!
Dies gilt besonders bei gleichzeitiger Tönung.
Warmhalten kann man die Packung mit einer Plastikhaube,
evtl. noch einen Handtuchturban drumherumwickeln -
oder in die Sonne sitzen.

Eipackung

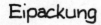

- 1 Eigelb mit 1 Messerspitze Aloe und 1 Glas Schnaps verquirlen

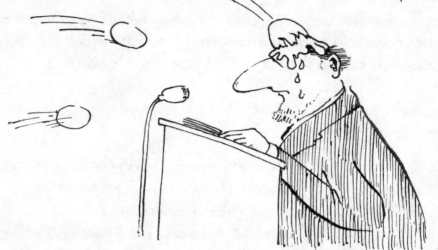

Eipackungen geben Glanz und Griff und erhöhen die Kämmbarkeit.

Ölpackung für trockenes Haar und brüchige Spitzen

- 1 EL eines Pflanzenöls erwärmen (vgl. auch S. 96)
  Besonders gut geeignet ist Olivenöl, Mandelöl, Avocadoöl oder
  Klettenwurzelöl.
- mit farblosem Henna (evtl. noch 1 Eigelb) zu einem Brei rühren

Ölpackungen sind gut bei trockenem, abgeschlafftem Haar, das zu Spliß neigt. Alle Ölpackungen müssen sehr gründlich mit dem Shampoo ausgewaschen werden. Danach gut mit Wasser nachspülen.

④ NATÜRLICH FÄRBEN

Schonendes Haarefärben bzw. Tönen ist nur möglich, wenn die innere Struktur des Haares nicht angegriffen wird (vgl. S. 49f).
Pflanzenfarben wirken nur auf den äußeren Haarmantel und sind deshalb schonend, aber nicht so haltbar wie chemische Wasserstoffsuperoxid-Bomben, die die innere Haarstruktur ändern.
Deshalb lieber öfters schonend tönen als das Haar mit der chemischen Keule plagen. Außerdem haben Pflanzenfarben oft zusätzlich pflegende Eigenschaften. Dazu kommt, daß Pflanzenfarben die individuelle Haarfarbe variieren und nicht zudecken.

Henna - Färbungen

Henna besteht aus den feinzermahlenen Blättern des Hennastrauches (Lawsonia inermis), der in Indien und Ostafrika wächst.
Henna ist eine der ältesten pflanzlichen Haarfarben. Es ist für das Haar völlig unschädlich. Die im Henna enthaltenen Gerbstoffe wirken adstringierend (zusammenziehend) auf den Haarkörper, d.h. das Haar wird fester und bekommt Glanz und Griff.

Weiter wirkt Henna leicht austrocknend auf das Haar.
Bei fettem Haar ist dieser Effekt erwünscht, bei trockenem
oder fliegendem Haar sollte der Henna-Packung deshalb
etwas Pflanzenöl zugegeben werden.

Rotfärbendes Henna wird aus den im Herbst geernteten Hennablättern gewonnen. Es verleiht dunklem Haar einen kastanienbraunen
Schimmer.

Farbloses Henna (Henna neutral) wird aus den Hennablättern
gewonnen, die im Frühjahr geerntet werden, solange sie noch
keinen rotfärbenden Farbstoff entwickelt haben. Nichtfärbendes
Henna eignet sich wegen seiner pflegenden, haarstärkenden und
glanzgebenden Eigenschaften gut als Packung für abgeschlafftes,
fettiges Haar. Bei trockenem splissigem Haar empfiehlt sich
etwas Pflanzenöl- oder Eizusatz.

Daneben gibt es noch einige andere Henna-Arten, die aus Mischungen mit anderen Pflanzenfarbstoffen bestehen:

El Cahira ....   Mischung mit Walnußschalen und dem
                  Indigofarbstoff Reng.
                  Färbt dunkelrot.

Cahira   ....   Mischung mit Reng.
                  Färbt schwarz mit bläulich-grünlicher
                  Schattierung.

Masria u.....   Mischungen mit aufhellender Kamille und
Souad   Rhabarberwurzel.
                  Masria färbt hellrot; Souad noch eine
                  Nuance heller.

Alle rotfärbenden Hennaarten geben schimmernde Bronzetöne, wenn sie mit Rotwein angemacht werden. Rotwein verstärkt die Tanninwirkung.

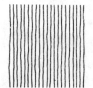 Reizvoll ist, daß Hennatönungen keine uniformen Farben geben, sondern je nach Haartyp, Wirkungstemperatur und Zeit individuelle Färbungen ergeben.

Anwendung:

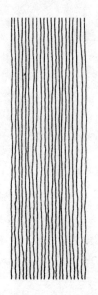

Es dürfen <u>keine Seifenreste</u> mehr im Haar sein, also gut spülen.

Henna färbt die Haare – und die Haut! Deshalb Gummihandschuhe anziehen.

Wichtig für jede Hennatönung ist die feuchte <u>Wärme</u>, die die Farbe entwickelt und fixiert. Die Intensität und Haltbarkeit der Färbung hängt also entscheidend von der Temperatur und der Einwirkungszeit ab.
(Im Orient werden die Hennafärbungen in feucht-warmen Badehäusern angewandt.)

<u>Und so wird's gemacht:</u>

- 1 Tasse Hennapulver (bei mittellangem Haar) mit heißem Wasser (oder Rotwein, vgl. S. 77) zu einem dicken, streichfähigen Brei rühren.
Bei strapaziertem trockenem Haar etwas weniger Wasser nehmen, dafür 1 EL warmes Olivenöl zugeben (wer will, kann auch noch 1 Eigelb darin verquirlen).

- Brei auf frischgewaschenes, nicht mehr tropfnasses Haar auflegen, am besten mit einem Pinsel.
  ACHTUNG: Gummihandschuhe tragen, Kleider schützen!
- Packung mit Plastikhaube oder feuchtwarmen Tüchern warmhalten, an einem warmen Ort (Sonne) aufhalten und je nach gewünschter Intensität zwischen 30 Minuten und 3 Stunden einwirken lassen
- kräftig ausspülen, vor allem bei Ölpackung sorgfältig nachwaschen und spülen.

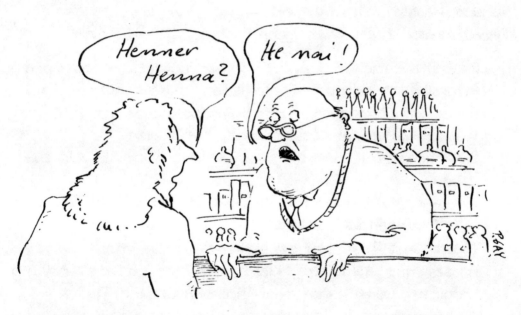

Auf gut Deutsch: Haben Sie Henna? - Nein, Nein!

Weitere Pflanzentönungen

Auch hier gibt es keine exakten Dosierungs- und Zeitangaben.
Wärme erhöht stets die Wirkung – vorsichtig an einer
Strähne ausprobieren!

Tönung für blondes Haar:
In der Rhabarberwurzel ist das Rhabarbergelb (Chrysophansäure)
enthalten. Rhabarberwurzel pflegt und stärkt das Haar, gibt
Glanz und hellt bei häufiger Anwendung deutlich auf.
Blonden Haaren verleiht es einen goldgelben Ton.
Rhabarberwurzel riecht etwas unangenehm, gut ausspülen!

- Rhabarberwurzel in Kaffeemühle fein pulverisieren oder bereits
  fertiges Pulver nehmen. Für mittellanges Haar reicht 1 Tasse.
- Pulver mit Zitronensaft oder Kamillenauszug und heißem
  Wasser zu einem streichfähigen Brei rühren.
  Bei trockenem Haar etwas Pflanzenöl oder Eigelb zugeben.
- ein paar Minuten quellen lassen und mit heißem Wasser
  auf Streichfähigkeit einstellen
- Masse mit Pinsel auf gewaschenes, nicht mehr tropfnasses Haar auftragen, Kleider schützen und die Packung
  möglichst warm halten (mit Plastikhaube und Turban
  aus feuchtwarmen Tüchern drumherumgewickelt).

Einwirkungszeit: zwischen 30 und 60 Minuten

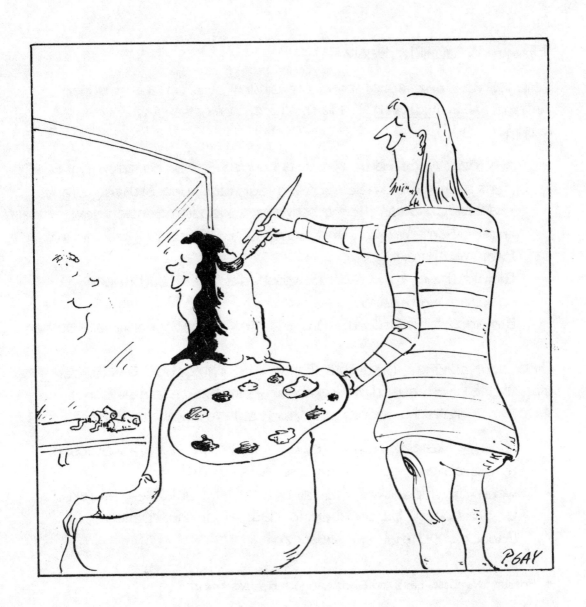

Tönung für **dunkle Haare**:

satte dunkle Töne erzielt man mit einem Auszug aus frischen grünen Walnußschalen.* Getrocknete Walnußschalen tönen weniger stark.

- aus den Nußschalen einen wässrigen Extrakt herstellen (vgl. S. 59). (Falls nur getrocknete Schalen zur Verfügung stehen, diese mahlen u. etwas Henna schwarz zugeben. Schalenmehl mit heißem Wasser und wenig Öl u. Obstessig zu einem Brei verrühren.)
- Extrakt bzw. Brei auf gewaschenes Haar aufbringen, Packung warmhalten. Einwirkzeit: zwischen 20 u. 40 Min., danach nochmal waschen.

Eine sehr schöne, braunrote Farbe gibt Kateschu. Das ist der eingedickte Saft aus dem Kernholz indischer u. afrikanischer Akazien. Kateschu eignet sich auch gut als Zusatz zu Henna.

- ½ Tasse Kateschukörner bzw. -pulver in ½ l Wasser lösen u. aufkochen, gut rühren bis alles gelöst ist
- wenn die Flüssigkeit ölig eingedickt ist, abkühlen lassen u. wie oben beschrieben in das Haar einarbeiten. Danach nochmal gut waschen.

* Frische Walnüsse gibt's ab Ende August bis November.

⑤ HAARPARFÜME & HAARÖLE

Natürlich ist es reizvoll, ein klein wenig eines gekauften Parfüms ins Haar zu streichen – aber König(in) der Nacht wird nur, wer mit selbst komponiertem Parfümöl seinem Haar Sterne aufsetzt.

Duftende und pflegende Parfümöle lassen sich leicht aus natürlichen ätherischen Pflanzenölen mischen.
Die Übergänge zum parfümierten Haaröl sind fließend: die ätherischen Duftöle werden einfach mit edlem Pflanzenöl vermischt, so wird fliegendes Haar zahm und duftig.

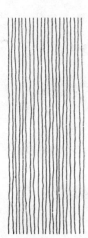

Haarparfüm und Haaröl nur sehr vorsichtig dosiert verwenden. Das Haar hält den Duft viel länger als unsere Haut.
Haaröl wird vorsichtig mit den Fingern eingekämmt, oder man gibt ein paar Tropfen davon auf die Bürste.
Bei sparsamer Anwendung wird das Haar nicht ölig, sondern bekommt Glanz!
Wer zuviel nimmt, bekommt dekadente Glätte und schmalzige Tollen.

Haarparfüms sind persönlicher Ausdruck.
Da sollte jeder nach Lust und Laune selbst zaubern.
Wir verwenden gerne Sandel- u. Zedernholzöl, Rosmarinöl,
Orangenschalenöl, Lavendelöl oder Jasminöl. Rosenöl ist
sehr teuer, billiger ist das ähnlich fein riechende Geraniumöl.
ACHTUNG: Nicht mehr als 2 Duftnoten mischen!
Wem die ätherischen Öle zu intensiv duften, der sollte einmal
Orangenblüten- oder Rosenwasser versuchen. Ein paar Tropfen
davon auf die Handflächen oder Haarbürste geben und einkämmen.

Durch Pflanzenölzugabe wird der an sich schon leicht ölige
Charakter der ätherischen Öle verstärkt - ein ideales **Haaröl**
für strohiges und fliegendes Haar.

-    ca. 1 EL Pflanzenöl (Oliven-, Avocado- oder Mandelöl)
     mit ca. 1 TL ätherischem Parfümöl mischen.
     Sehr gut ist auch Klettenwurzelöl, es soll gegen Ekzem-
     bildung und Flechten helfen (vgl. S. 96).

<u>Lust auf Blau?</u> - Mit wenigen Tropfen Azulen (Kamillenauszug)
lassen sich Haaröle tiefblau einfärben.
Carotinöl färbt Parfümöl und Haare leicht rotgelb - außerdem
duftet es angenehm nach Karotten.
Farbige Öle färben aber nur ganz leicht, und nur helles Haar.
Dunkles Haar bekommt einen Glanzschimmer.

84

⑥ HAARWÄSSER

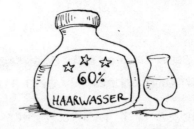

Werbung und kein Ende:

Von Haarwässer werden alle möglichen Wirkungen erwartet.
Vielversprechende Werbung unterstützt diesen Wunderglauben.
Aber nach all dem, was über die Ursachen von Haarproblemen
bekannt ist, darf niemand allzuviel erwarten.
Mit größter Skepsis sind die haarwuchsstimulierenden Haarwasser
zu betrachten, die für viel Geld angeboten werden.*

Allein dem Alkohol, der in fast jedem Haarwasser enthalten ist,
kommt eine bescheidene haarwuchsstimulierende Wirkung zu.
Dies konnte an den Unterarmen von Chirurgen nachgewiesen
werden. Dann gibt es noch hormonhaltige Haarwässer, die
aber nur der Arzt verordnen kann.
Sicher ist ein sorgfältig zubereitetes Haarwasser ein sinnvolles
Kosmetikum. Allein der Duft und die erfrischende Wirkung
machen die Anwendung zur Freude. Auch die desinfizierende
Wirkung alkoholhaltiger Haarwasser hat Sinn, weil dadurch das
Wachstum von Mikroorganismen eingedämmt wird, die teilweise
für Schuppenbildung und Kopfjucken verantwortlich sind.

---

* "In den letzten Jahren ist der Verbrauch an Frisiermitteln u. haarbodenkonditionie-
renden Frisiermitteln ständig gestiegen. Durch andauernde Werbung, die Unsummen
verschlingt, wird die Umsatzsteigerung noch weiter forciert." ..... Und weiter:
"Die meisten Präparate gegen bestimmte Haar- u. Kopfhautanomalien hatten bisher
keinen großen Erfolg."
(Schrader, Grundlagen u. Rezepturen der Kosmetika, S. 465)

Haarwasser eignet sich ausgezeichnet zum Selbermachen. Es geht einfach und schnell - und man spart auch noch Geld!

Hauptbestandteil praktisch aller Haarwässer ist <u>Alkohol</u>.
Er sollte 40 bis 60 %ig sein. Verwendet wird Äthyl - und häufig auch der billigere Isopropylalkohol.
Wir empfehlen den geruchlosen Feinspiritus (Äthylalkohol), weil dieser nicht parfümiert werden muß. Außerdem gibt es (allerdings selten) Allergien gegen den stechend riechenden Isopropylalkohol. Beide Arten gibt's in der Apotheke (vgl. S. 96).

<u>Kräuterzusätze</u> vermeiden rasches Nachfetten und geben dem Haar Glanz.
Ideale Kräuterzusätze sind Rosmarin, Kamille, Thymian, Petersilie, Lavendel, Birkenknospen und -blätter. Außerdem noch Schachtelhalm und Klettenwurzel. Die beiden letzten gibt es auch als Tinktur (alkohol. Auszug) in der Apotheke.

Ein <u>Mentholzusatz</u> erhöht die erfrischende und desinfizierende Wirkung. Aber vorsichtig dosieren: ein oder zwei kleine Kristalle in Alkohol lösen - das genügt.

 Haarwasser muß sorgfältig einmassiert werden - dies erhöht die Wirkung und das Wohlbefinden auf und im Kopf.

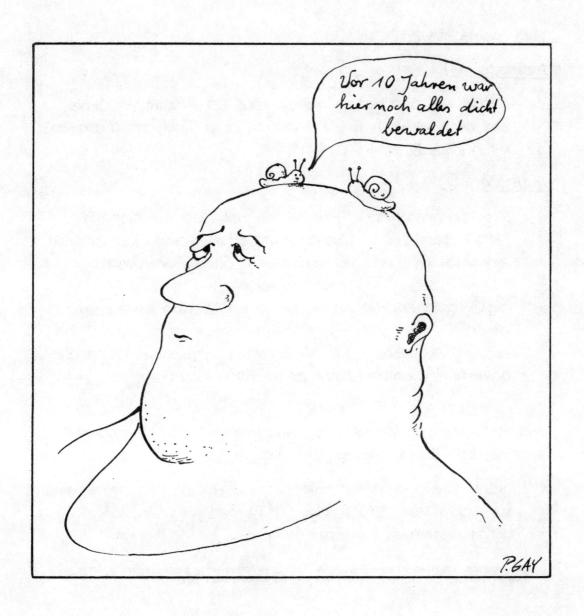

Wie's gemacht wird:

Methode ①

- Alkohol mit destilliertem Wasser auf 50 Prozent verdünnen und nach Wunsch mit Kräuterölen oder Tinkturen versetzen. Vgl. auch S. 96.

Methode ②

- 50 g feingeschnittene Heilpflanzen mit 220 ml heißem (70°C) destilliertem Wasser übergießen, einen Tag bedeckt stehen lassen und währenddessen öfters umrühren.
- 220 ml 95%igen Alkohol zugießen
- Gefäß gut verschließen und 1 bis 2 Wochen ziehen lassen
- Auszug abgießen, Kräuterrückstände auspressen und die gesamte Flüssigkeit durch einen Filter klären.

Und für Leute, die Alkohol auch auf dem Kopf nicht vertragen, ein altes Rezept für ein alkoholfreies Haarwasser:

- grüne Brennesselblätter* zerkleinern u. mit der gleichen Menge von halb Wasser/halb Essig 15 - 20 Min. lang kochen.
- durch Leinentuch pressen, fertig!

* Brennesseln kann man von Ende Mai bis Juni sammeln. Egal ob große oder kleine Blätter, ob blühend oder nicht - es eignet sich alles.

⑦ RASIERSEIFE & RASIERWASSER

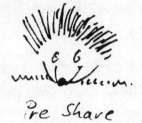

Pre Shave

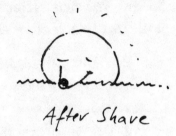

After Shave

Rasierseife:

- pflanzliche Grundseife (vgl. S.54) kleinraspeln und soviel wie möglich in heißem Wasser verflüssigen - ideal ist eine zähe Masse, die gerade noch fließt.
- auf 10 Teile Seife kommt 1 Teil Hamameliswasser
- das Ganze mit etwas Aloepulver leicht braun färben
- nach Wunsch Menthol, Pfefferminzöl oder Avocadoöl zugeben
- Seifenbrei in eine Seifenschale geben und den Schaum mit dem Rasierpinsel direkt aus der Seifenschale schlagen.

Nach dem Rasieren gut mit klarem Wasser abwaschen!

Hamamelis ist ein mexikanischer Zauberstrauch. Seine Blätter, Blüten und seine Rinde zählen wie die Aloe Vera zu den kosmetischen Wundermitteln. Hamameliswasser, der wässrige oder alkoholische Auszug daraus, ist eine farblose, herb- würzig riechende Flüssigkeit. Sie hat eine porenverengende und entzündungs-hemmende Wirkung und wird z.B. auch bei Sonnenbrand, Stichen, Schnittverletzungen und Verbrennungen angewendet.

Rasierwasser:

Ein Rasierwasser soll die Alkalität der Rasierseife neutralisieren, die durchs Rasieren gereizte Haut entspannen, erfrischen und kühlen – und die Hautporen schließen. Dies alles schafft unser Rasierwasser!

- 90 Teile Äthylalkohol mit destilliertem Wasser oder einem selbstgemachten Kräutersud (s. S. 59) auf 50 Prozent verdünnen.
- ein paar Tropfen Obstessig zugeben
  Rasierwasser soll einen pH-Wert zwischen 5,5 und 6 haben (evtl. mit pH-Papier aus der Apotheke nachprüfen).
- 10 Teile Hamameliswasser zugeben
- nach Wunsch mit kühlenden und desinfizierenden Kräuter-ölen wie z.B. Thymian, Eukalyptus, Pfefferminz, Zeder, Lavendel oder Zitrone parfümieren.
- eine kühlende Wirkung erreicht man vor allem durch einen Mentholzusatz
- bei leicht entzündlicher u. empfindlichen Haut noch ein paar Tropfen Myrrhentinktur, Kamillen-, Johanniskraut- oder Ringelblumentinktur zugeben *

* Myrrhentinktur mit Wasser verdünnt ist ein ausgezeichnetes Mundwasser!
  Tinkturen gibt's in der Apotheke - wie man sie selber macht steht auf Seite 96.

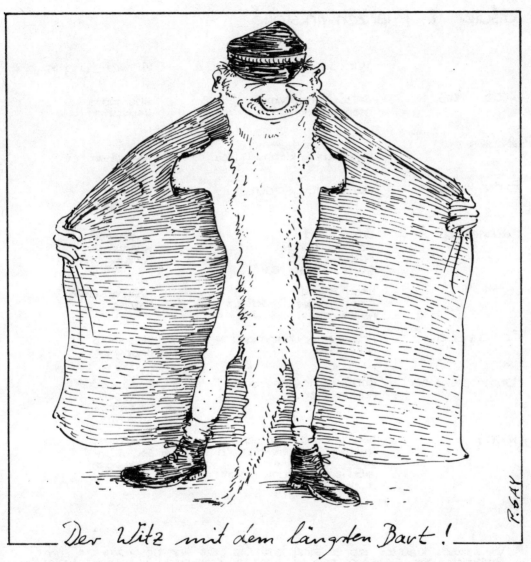

Der Witz mit dem längsten Bart!

Kräuter & Pflanzenwirkstoffe

	Wirkung:	Anwendung in:
X Aloe Vera	entzündungshemmend haarwuchsanregend	Shampoos Rasierseifen
✓ Azulen	entzündungshemmend färbt leicht (u. kurzfristig) blau	Haaröle Haarwässer
✓ Birkenknospen	durchblutungsfördernd	Haarwässer Spülungen
ℓ. Brennessel	erfrischend haarkräftigend adstringierend gegen fettiges Haar	Shampoos Haarwässer Spülungen
X Carotinöl	haarpflegend gegen sprödes u. brüchiges Haar (vorübergehend) rotfärbend	Haarpackungen Haaröle
Fichtennadelöl*	entzündungshemmend anregend	Shampoos Haarwässer
Hamameliswasser	entzündungshemmend adstringierend	Rasierwasser Rasierseife Haarwasser
ℓ. Henna	haarstärkend, glanzgebend feuchtigkeit- u. fettentziehend gegen fettiges Haar färbt je nach Sorte hellrot, dunkelrot, schwarz	Tönungen Spülungen Packungen

* Von diesen Kräutern gibt es ätherische Öle, die sich besonders gut zum Parfümieren von Shampoos oder als Zusatz zu Haarwasser, Rasierwasser, Haarparfüm eignen.

		Wirkung:	Anwendung in:
✗	Hopfen	stärkend haarwuchsanregend	Spülungen
	Jasmin*	entspannend aphrodiesisch	Haarparfüm
	Johanniskrautöl	wundheilend entzündungswidrig	Rasierwasser
✗	Kamille	beruhigend entzündungshemmend haarstärkend aufhellend (goldener Glanz)	Shampoos Spülungen Packungen Haarwässer
	Kateschu	festigend tönt intensiv braunrot	Tönungen
✗	Klettenwurzelöl	wundheilend schmerzstillend haarwuchsanregend	Haaröle
	Kornblume	tönt leicht bläulich	Spülungen färbende Packungen
	Lavendel *	stimulierend entzündungswidrig	Shampoos Spülungen Packungen Haarwässer Haarparfüm, -öl
✗	Lindenblütenwasser	haarwuchsanregend	Haarwässer Spülungen
	Menthol	erfrischendes Kältegefühl durchblutungsanregend	Haarwässer Rasierwasser; -seife
	Petersilie	entzündungswidrig	Spülungen Haarwässer

	Wirkung:	Anwendung in:
Pfefferminz *	stark entzündungswidrig erfrischend adstringierend	Shampoos Haarwässer
Quittenkerne	festigend entzündungshemmend gegen fettiges Haar u. fettige Schuppen	Festiger Packung
Rhabarberwurzel	haarpflegend stark aufhellend (gelblich färbend) glanzgebend	tönende Packung Spülung
✗ Ringelblume	heilend pflegend leicht aufhellend	Shampoos Packungen Haarwässer Rasierwässer Spülungen
✗ Rosmarin *	pflegend haarstärkend anregend Blätterauszug leicht dunkel tönend	Shampoos Spülungen Packungen Haarwässer Rasierwässer
Salbei	adstringierend anregend tönt leicht dunkel	Spülungen Packungen Haarwässer
Schachtelhalm	haarstärkend adstringierend sehr gut gegen fettiges Haar	Spülungen Haarwässer Rasierwässer Packungen
Schafgarbe	stärkend u. sekretions- beschränkend. gegen fettige Haare u. Schuppen	Spülungen Haarwässer

	Wirkung:	Anwendung in:
Thymian *	stark entzündungswidrig adstringierend leicht dunkel tönend	Spülungen Haarwässer Rasierwässer
Walnußschalen	stark dunkel tönend	Spülungen tönende Packungen
Zitrone (Saft u. Schale)	beruhigend adstringierend erfrischend bleichend glanzgebend neutralisiert die alkalische Seife	Spülungen Packungen

Die in der Spalte 'Wirkung' angegebenen Eigenschaften beruhen auf eigener Erfahrung sowie auf Angaben einschlägiger Fachliteratur. Es sind Erfahrungswerte, oft jahrhundertelang überliefert - aber im konkreten Fall und nach wissenschaftlichen Kriterien kaum bewiesen.

Viele der angegebenen Kräuter kann man selbst sammeln und trocknen, alle können in der Apotheke gekauft oder bestellt werden.

Als Zusatz zu <u>Haar-</u> und <u>Rasierwässer</u> eignet sich besonders ein alkoholischer Kräuterauszug, die sog. **Tinktur.**

 Auf 10 g Kräuter nimmt man 100 g 70%igen Äthyl- alkohol. In einem Gefäß gut verschließen und zwei Wochen in der Sonne durchziehen lassen, anschließend durch ein Leintuch abgießen.

Viele Kräutertinkturen gibt's auch in der Apotheke.

Pflanzenöle eignen sich für <u>Haarpackungen</u> bei sprödem, splissigem und abgeschlafftem Haar ohne Glanz – außerdem als Zusatz zu Hennapackungen, um die feuchtigkeitsentziehende Wirkung auszugleichen.

In einem <u>Haaröl</u> geben Pflanzenöle (spärlich angewendet) dem Haar Glanz, Halt und zusammen mit ätherischen Ölen Duft. Geeignet sind: Avocadoöl, Mandelöl, Olivenöl, Carotinöl, Klettenwurzelöl.

Pflanzenöle können zusätzlich mit **Kräuterauszügen** angereichert werden (z.B. Ringelblumenöl, Calendulaöl). Dies geht so:

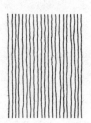 5 g getrocknete Kräuter mit 15 g Öl (Olivenöl aus 1. Pressung, sog. Jungfernöl eignet sich ausgezeichnet) an einem warmen, sonnigen Ort 14 Tage stehen lassen, öfters umrühren und dann durch einen groben Filter (Leintuch) pressen.

Bezugsquellen & Preise

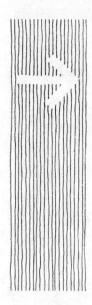

Alle in diesem Buch erwähnte Stoffe gibt's in der Apotheke, oder sie können dort bestellt werden.

Apotheken haben unterschiedlich viel am Lager und die Beratung und Bestellbereitschaft ist unterschiedlich.

Also: ein bißchen suchen, bis man 'seine' Apotheke gefunden hat.

Wir kaufen unsere Grundstoffe (vor allem Parfümöle) immer in der Apotheke, weil man dort die größte Sicherheit hat, reine und unverfälschte Ware zu bekommen.

Es gibt mittlerweile auch mehrere Versandfirmen, die Kosmetik-Grundstoffe anbieten.

Leistungsfähigkeit und Preiswürdigkeit sind unterschiedlich, deshalb auf jeden Fall Preislisten anfordern!

Diese Versandfirmen haben teilweise auch sehr ausgefallene Duftöle und Kräuter, die über Apotheken nur schwer zu bekommen sind.

Versandfirmen für Kräuter und (Duft-)Öle ....

- Tal-Drogerie, Tal 69, 8000 München (Tel. 089 - 22 52 00)
  Führt ca. 400 Kräuter, großes Sortiment an Ölen u. Duftölen.

- Eva Prechtel, Kosmetik Versand, Postfach, 8196 Eurasburg
  Führt Kräuter, Öle und alles, was man zum Selbermachen
  von Kosmetik braucht.

- Paradise Island, Klosterstraße 13, 4650 Gelsenkirchen
  (Tel. 0209 - 23054).
  Besonders fernöstliche und exotische Duftöle.

Hostapon CT Teig, die Ausgangsbasis für Syndetshampoos, wird
von Hoechst Frankfurt hergestellt. Normalerweise werden Syndets
nur in großen Gebinden abgegeben. (ab 100 kg). Apotheken
können aber bei folgender Adresse auch kleinere Mengen (ab 1 kg)
bestellen:
   Simon & Werner GmbH, Pf. 2723, 6231 Schwalbach/Taunus
   (Telefon: 06196 - 3097)
1 kg kostet (incl. Porto) ca. 32 Mark — diese Menge reicht aber
für eine Familie bestimmt ein Jahr!

Die Amytis Seife gibt's in der Apotheke. Hersteller ist:
   Fa. Werner Rau & Co., Speick-Werke
   Richterstraße 12/2, 7000 Stuttgart

98

Preise

Ein Preisvergleich lohnt sich!
Bei einzelnen Produkten gibt's Schwankungen bis 100 Prozent.
Die folgenden Preise sind deshalb nur Anhaltspunkte.

<u>Parfümöle</u>:

10 ml der meisten Sorten kosten zwischen 1,50 und 3.- Mark.
(Fläschchen extra)
Teurer sind: Rosenöl (synth.) 10 Mark, Orangenblütenöl 16.- Mark,
Orangenschalenöl 5.- Mark, Geraniumöl 6 Mark, Pfefferminzöl
4.- Mark, Lavendelöl 4.- Mark.

<u>Öle</u>:

pro 100 ml
Avocadoöl 8,- Mark, Mandelöl 4.- Mark, Olivenöl (Jungfern-
öl) 3.- Mark, Carotinöl 9.- Mark, Klettenwurzelöl 5.- Mark.

<u>Seifen & Syndets</u>:
Kernseife (300g) ca. 3.- Mark
Amytis (100g) ca. 3.- Mark
Sapo kalinus albus (Schmierseife, Silberseife), 100g 7,50 Mark

Syndet Hostapon CT Teig (1kg) ca. 32.-Mark

Sonstiges:

Azulen (Guaj-Azulen 25 %, wasserlöslich, 10 ml)   7.- Mark
Aloe-Pulver (20 g)   2.- Mark
Äthylalkohol 70 % (100 ml)   3,50 Mark
Hamameliswasser (100 ml)   4.- Mark
Henna (100g) je nach Sorte zwischen 4.- und 6,50 Mark
Hopfen (100g) 7.- Mark
Kateschu (50g) 2.- Mark
Menthol (5g) 3.- Mark
pH-Papier 6.- Mark
Quittensamen (50g) 3,80 Mark
Rhabarberwurzel (100g) 6,50 Mark
Rosenwasser (100 ml) 4.- Mark

Bio - Kosmetikhersteller *

Folgende Bio-Kosmetikhersteller verwenden nach eigenen Angaben keine synthetischen Duft - und Färbemittel und keine chemischen Konservierungsstoffe:

Bio Dienst
Weiß GmbH

Brandströmstr. 5/3,   7290 Freudenstadt
(07441 - 4666)
Milde Shampoos, Seifen, Waschmittel

Eubiona
Naturwaren GmbH

Gerbergasse 1,   7813 Staufen i. Br.
(07633 - 82480)
Milde Shampoos, Seifen, Cremes etc.

Inge Stamm &
Monika Berg

Urbanstraße 176,   1 Berlin 61
(030 - 6934394)
Milde Shampoos, Cremes, Lotions etc.

Lorien Goods
H. Hansel GmbH

Am Wehr 1,   3216 Salzhemmendorf 6
(05153 - 6054)
Breites Angebot an Naturkosmetik

Wala Heilmittel
Dr. Hauschka OHG

7325 Eckwalden / Bad Boll

Weleda AG

Möhlerstraße 3,   7070 Schwäbisch Gmünd

* Ihre Produkte findet man in Bio-Läden, Apotheken, Reformhäuser.
Die meisten Firmen machen auch Direktversand.

Literatur

- Umweltfreundliche Produkte
Eine Broschüre der Verbraucherschutzzentralen.
Gegen eine Schutzgebühr von 4 Mark erhältlich bei den
Verbraucherzentralen:
Hamburg e.V., Große Bleichen 23, 2 Hamburg 36
Baden Württemberg e.V., Augustenstraße 6, 7 Stuttgart 1
Niedersachsen e.V., Georgswall 7, 3 Hannover 1

- Grundlagen und Rezepturen der Kosmetika
von Karlheinz Schrader, Dr. Alfred Hüthig Verlag GmbH,
Heidelberg

- Das Seifenbuch vom Lipburger Waschkollektiv,
Oase Verlag, Badenweiler 1983

Index

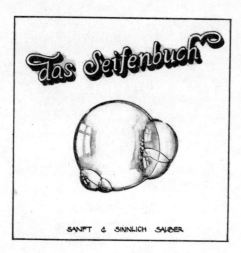

das Seifenbuch

SANFT & SINNLICH SAUBER

132 S., zahlreiche Illustrationen, DM 22.-

Im Seifenbuch steht:

- Alles Wichtige über Seife,
  Waschmittel und Shampoos,
  über Tenside, Phosphate und
  Syndets - und deren Wirkung
  auf Mensch und Umwelt.

- Seifen & Shampoos aus reinen
  Grundstoffen selbst sieden

- Selbstgemachte und gekaufte
  Seifen mit natürlichen Essenzen
  verfeinern: Duft, Farbe, Form

- Seife genießen:
  Milde Seifen mit Honig, Kakaobutter und Lanolin,
  Transparentseifen und Rasierseifen

- Badeideen mit Kräutern & Schwimmenden Seifen,
  Bade- und Massageöle

Bitte Verlagsprospekt anfordern!   (Rückporto beilegen - Danke!)